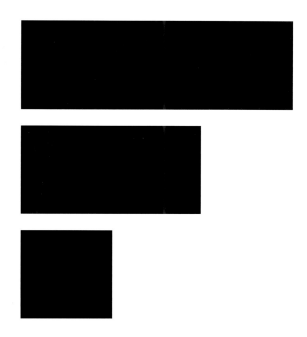

ライフステージに沿った
これからの予防
実践book

デンタルダイヤモンド社

刊行にあたって

　わが国は世界に先駆けて少子超高齢社会に突入しています。従来から予測されていた問題、想定外の問題などが次々に生じ、今後も解決するべきさまざまな事象に向き合っていかなければなりません。

　歯科衛生士に目を向けると、予防歯科の浸透によって以前よりも初診が低年齢化していることから、少子化にもかかわらず、子どもを診る機会が増えている歯科医院も多いようです。また、患者は着実に年齢を重ねていきますので、高齢者を診る機会が自然と増え、これまで長く担当してきた患者でも、いままでと異なる口腔状態やトラブルが次々に起こるでしょう。そのとき、患者個々の口腔の健康を守るためには画一的な対応では不十分であり、より多くの知識や情報が必要であると感じると思います。そんなとき、強い味方となるのが本書です。

　各年代において、口腔の健康を脅かすリスクは異なります。まずはそれぞれのリスクを知り、それらに合わせた予防策を講じる必要があります。本書は、そのための知識や情報を収載し、さらに臨床の場で活用・実践することを趣旨としています。

　このような切り口で編まれている本書は、さまざまな場で活躍する経験豊富な16名の"オトナ"歯科衛生士の方々に執筆いただいています。執筆者個々の創意工夫や経験にもとづいた独自の視点、そしてちょっとした"技"も散見され、奥の深い一冊になっています。

　あらゆる患者の健康を守り育む歯科衛生士として長く輝き続け、充実した歯科衛生士人生を歩んでいくためのバイブルとして、ぜひ本書をご活用ください。

2017年9月
デンタルダイヤモンド社　編集部

ライフステージに沿ったこれからの予防実践book　contents

Introduction

1. なぜライフステージに沿った対応が必要なのか………………………… 8
2. ライフステージに沿ったフッ化物局所応用………………………… 14
3. 甘味料との付き合い方・キシリトールの活用………………………… 20

幼児期・学齢期

1. 幼児期・学齢期のプラークコントロール
   ①セルフケア………………………………………………………… 28
2. 幼児期・学齢期のプラークコントロール
   ②プロフェッショナルケア………………………………………… 36
3. 口腔育成
   ①乳歯……………………………………………………………… 42
4. 口腔育成
   ②乳歯と永久歯の交換期から完成期………………………… 46
5. 口腔の発育──歯齢でみる乳幼児の食育指導………………… 52
6. 当院の小学校での歯科保健指導の取り組み………………… 58

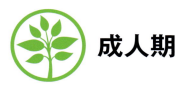

成人期

1. 成人のプラークコントロール
   ①プロフェッショナルケアの秘訣………………………………… 66
2. 成人のプラークコントロール
   ②唾液検査・位相差顕微鏡の活用………………………………… 72
3. 成人のプラークコントロール
   ③適切なセルフケア習得のために………………………………… 76
4. 全身疾患と口腔衛生の関連──私の職場の取り組み…………… 80
5. 歯科予防と禁煙の重要性………………………………………… 86
6. 生活習慣病の予防──数値を読める歯科衛生士に……………… 92
7. ライフスタイルに起因する酸蝕………………………………… 99

高齢期

1. 加齢に伴う心身機能の変化……………………………………… 108
2. 加齢に伴う口腔の変化…………………………………………… 114
3. 口腔機能評価……………………………………………………… 120
4. 口腔機能トレーニング…………………………………………… 126
5. 高齢期におけるセルフケアの重要性…………………………… 130
6. ドライマウスへの対応…………………………………………… 132

7 歯根面のセルフケア……………………………………138
8 義歯のケア……………………………………………144
9 自立高齢者のプロフェッショナルケア………………150
10 要介護者の口腔ケア…………………………………154
11 多職種連携の重要性…………………………………160

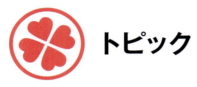

トピック

1 子どもの歯の健康を守る行政の取り組み……………168
2 子どもに楽しく通ってもらうためのアイデア………170
3 メディカルアロマ……………………………………173
4 サプリメント…………………………………………176
5 QOD（Quality of Death）
　死因から紐解く健康寿命延伸のコツ………………179
6 受付業務から見えたこと……………………………182
7 ベテランになって思うリコール継続の大切さ……184
8 歯科衛生士へのエール………………………………186
9 これからの歯科衛生士に必要な学び………………188
10 一生涯輝き続ける歯科衛生士の育成………………190

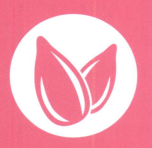

Introduction

1 なぜライフステージに沿った
　対応が必要なのか

深川優子

2 ライフステージに沿った
　フッ化物局所応用

中田理恵

3 甘味料との付き合い方・
　キシリトールの活用

青木 薫

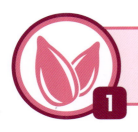

なぜライフステージに沿った対応が必要なのか

歯科衛生士はすばらしい職業

　日常臨床において、小児から高齢者まで幅広い年齢層の患者の口腔を観察していると、「なぜ、このようになってしまったのか。これからどのようになってしまうのか」と考えさせられることが多いものです。「このような状態を改善しよう。こうならないように予防しよう」と最善を尽くし、口腔衛生を通じて、健康寿命の延伸に寄与することが、歯科医療従事者の使命であると考えます。

　超高齢社会のわが国において、歯科衛生士の職場は、一般開業医・病院・職域・教育・介護の現場などと、活躍のステージが広がりました。その対象は、小児・成人・高齢者と多岐にわたっています。こう考えますと、歯科衛生士ほど、口腔を通じて患者に一生涯寄り添い、支えられる職業はありません。働きがいのあるすばらしい職業です。患者と人生をともにする歯科衛生士として、初診からメインテナンスまで、ステージごとに想定されるリスクなどを知り、どのような予防策を提案すべきかを体系づけ、時系列に沿って実践することが重要でしょう。これが本書の趣旨です。

予防とは

　昨今、歯科疾患治療型から予防管理型にシフトしている歯科医院が増加し、今後も増え続けるものと思われます。では、具体的に予防とは、どのようなものを指すのでしょうか？

　Leavell & Clark は、予防を「疾病の進行を最小限に留め、それ以上の進行を防ぐもの」と定義しています。

　予防医学では、予防を3段階に分けて解説しています。この概念を歯科医学に当てはめてみると、さらに予防をイメージしやすくなるでしょう（**表1、2**）。

ライフステージ別予防の明確化

　前述した歯科に対する予防の3段階を背景に、ライフステージ別予防を具体化します。このために今回、さまざまな自治体、および厚生労働省などで作成されているガイドラインを参考に、コンテンツを明確にしました[3〜5]。

　本書では、これらの資料をもとに、小児のステージを幼児期・学齢期とし、成人期、高齢期の3つに分類し、解説しています。

表❶ 予防医学の3段階。予防とは、想定される悪化に対して事前に備えることである(参考文献1)より引用改変)

第一次予防	健康増進	疾病の発生を未然に防ぐ行為 ・生活習慣の改善 ・生活環境の改善 ・健康教育による健康増進 ・予防接種による疾病の発生予防 ・事故防止による傷害の発生予防
	疾病予防	
	特殊予防	
第二次予防	早期発見	重症化すると治療が困難、または大きなコストがかかる疾患を早期に発見・処置する行為 ・定期健診 ・人間ドック ・臨床的治療
	早期対処	
	適切な医療と合併症対策	
第三次予防	リハビリテーション	重症化した疾患から社会復帰する行為 ・適切な治療 ・機能低下防止 ・疾病進行阻止 ・多職種によるリハビリテーション 　(介護予防・職業訓練・適正配置など)

表❷ 歯科医学における予防の3段階。歯科における予防とは、自発的・受動的な健康増進に加え、最小限の生体侵襲に留意することである(参考文献2)より引用改変)

第一次予防	健康増進 (公衆衛生的な指導)	保健所などの各自治体で受動的にかかわるもの。公衆衛生活動、衛生指導、生活指導、食事指導、歯科健康診査など
	特異的予防 (自発的行為)	歯科医院などで自発的に受けるもの。定期健診、各種リスク検査、フッ化物塗布、プロフェッショナルケア、食事指導など
第二次予防	早期診断 (各種診査・検査)	歯科検診(学校検診などのスクリーニング)、主訴や症状に合わせた各種精密検査
	早期対処 (初期病巣の治療)	歯質、および歯周組織に対して、最小限の侵襲に配慮した処置を行う(歯質の再石灰化処置や経過観察、デブライドメント、SPTなど)
	障害の進行阻止 (病巣の進行阻止)	歯質および歯周組織に対して、最小限の侵襲に配慮した処置を行う(充填、非抜歯、外科的侵襲最小処置、再生治療など)
第三次予防	機能回復	最小限の侵襲に配慮した欠損処置(1本義歯、接着ブリッジなど)。メインテナンスしやすい義歯、適合調整、定期管理のほかに、破損した修復物の修理など

なぜライフステージに沿った対応が必要なのか

幼児期・学齢期

1. 東京都2010年歯科保健指導目標[3]

1）大目標
生涯にわたる歯と口腔の健康の基盤作り

2）小目標
- フッ化物配合歯磨剤の普及
- フロスによる歯口清掃習慣の定着
- 保護者による観察習慣の定着
- セルフチェック習慣の獲得
- 専門的口腔ケアを受ける習慣の定着
- 甘味食品・甘味飲料の過剰摂取の制限

3）歯科保健目標
- 顎・顔面の正常な発育を促し、健全な学齢期に繋げる（乳幼児）
- 永久歯う蝕と歯周疾患への対策を通じて、自己健康管理を行い、生活習慣の確立を目指す（学齢期）

2. 健康日本21の8020運動の目標値[4]

乳歯う蝕と永久歯う蝕には強い関連性が認められるなど、乳幼児期は、歯口清掃や食習慣などの基本的歯科保健習慣を身につける時期として、非常に重要であり、生涯を通じた歯の健康作りに対する波及効果も高いといえます。そのため、3歳児におけるう蝕のない者を増加させていくことを目標として、乳歯の予防を徹底していく必要があります（3歳児歯科検診の徹底）。以下、要点をまとめて紹介します。

1）間食としての甘味食品・飲料の摂取回数
甘味料のうち、う蝕誘発性の低い甘味料に関する正確な知識の普及が求められます。

2）フッ化物歯面塗布（歯磨剤・洗口・予防填塞）
フッ化物塗布経験者率を評価指標とします。また、1歳6ヵ月児健康診査では、う蝕罹患傾向の高い者（O2型）をスクリーニングしていますが、ハイリスク者としてとくに重点的に指導する必要があります。

3）プラークの除去方法
永久歯の交換に伴う口腔内の状況変化を鑑み、この時期に確実な指導を受けることが生涯にわたる基本的な歯科保健習慣、行動習慣の形成において、重要な役割を果たします（保護者による仕上げ磨きの習慣の徹底、保護者自身の歯科保健行動の向上も重要）。

学齢期のう蝕予防として、永久歯が5歳前後に萌出しますが、第2大臼歯がほぼ萌え揃う12歳時点でのう蝕の減少を目標とします。学齢期のう蝕予防は、基本的に幼児期と同様であり、う蝕を誘発する甘味飲食物の過剰摂取制限、歯口清掃によるプラークの除去、および歯質の強化対策として、フッ化物応用などが基本となります。

成人期・高齢期

1. 東京都2010年歯科保健指導目標

1）大目標
歯と口腔の満足度の向上

2）小目標
- 積極的な歯口清掃の習慣の獲得
- 歯間清掃器具を用いた歯口清掃習慣の定着
- フッ化物配合歯磨剤の普及
- セルフチェック習慣の定着
- 自身の口腔保健に関する関心度の喚起
- 専門的口腔ケアを受ける習慣の定着
- 喫煙と歯周病の関係の周知

3）歯科保健目標
- 生活習慣病対策を通じて、歯周病予防、咬合の維持・安定を目指す（成人期）
- 生活モデルの確立による高齢者の自立促進とQOLの向上を図る（高齢期）

2．健康日本21の8020運動の目標値

平成28年度歯科疾患実態調査では、4㎜以上の歯周ポケットを有する者の割合は、加齢的に増加しています（ほぼすべての年代で高値）[5]。このため、成人期に歯周病の予防、進行阻止を徹底することが歯の喪失防止に重要となります。

歯周病におけるリスク因子として、喫煙・歯間清掃器具使用の有無・過度の飲酒・定期的歯科健診の受診の有無・食習慣・歯磨き回数などが示されています。

- 歯間清掃器具の使用
- 喫煙（歯科保健分野からの喫煙による健康への影響について、十分な知識の普及を進める必要性がある）
- 定期健診、および歯石除去、歯面清掃が効果的であることが、数多くの介入研究などから示されている。したがって、かかりつけ歯科医のもと、こうした歯周病管理を受けている者の増加が必要

 対策

前述の8020推進財団、厚生労働省、および地方自治体によるステージ別予防の目標を参考にして、これらに沿ったコンテンツを洗い出す必要があります。本書は、3大ライフステージに共通している項目を抽出し、それぞれのステージごとに解説しています（図1）。

1．自己管理（セルフケア）能力の向上

う蝕および歯周病の発症は、デンタルプラークに起因しています。いずれも適切な歯科保健行動・習慣の維持によって予防が可能となる、生活習慣病としての性格を有しています。それゆえ、これらの疾患を予防するために重要な役割を果たすのは、的確な口腔清掃や、甘味飲食物の過剰摂取の制限などをはじめとする食生活に配慮した自己管理（セルフケア）、および家庭内管理（ホームケア）などが挙げられます。

2．専門家による支援と定期管理（プロフェッショナルケア）

3．保健所などによる情報管理と普及啓発の推進

歯科疾患は、地域格差が大きいという性格も有しています。そのため、ライフステージごとのう蝕および歯周疾患の有病状況、現在歯数などについて地域別の情報を収集し、評価管理していく必要があります。

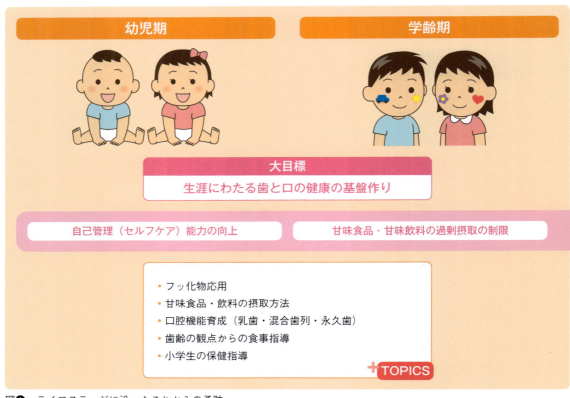

図❶　ライフステージに沿ったこれからの予防

予防の重要性を高める

　予防の目的は、一般的に「健康な人が病気にならないようにする」と捉えられがちですが、たとえば、第三次予防の場合、この認識にずれを感じます。とくに高齢期は、第三次予防の段階に属することが多いので、「来る高齢期に向けて、それ以前の段階から健康寿命の延伸に備える」とし、予防の重要性を高めたいと考えます。

　いつの時代も、第一次予防の段階にあることが理想ですが、超高齢社会のわが国において、予防の段階はますます上がっていくと推測されます。しかし、どの段階においても、最善を尽くすことが歯科医療従事者としての使命です。

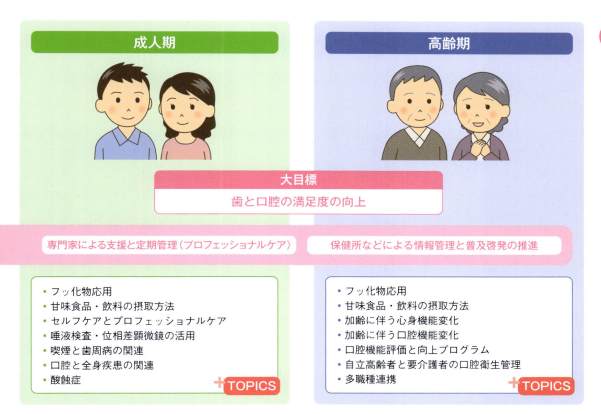

なぜライフステージに沿った対応が必要なのか

　本書は、ライフステージごとに第一次・第二次・第三次予防の概念を絡ませて解説しています。明日からの臨床にお役立ていただければ幸いです。

[深川]

【参考文献】
1) 医教コミュニティ つぼみクラブ：予防の3段階。http://www.ikyo.jp/commu/question/631.html（2017年2月25日アクセス）
2) 歯科の総合情報サイト MI21.net：予防の3相と5つの予防手段に MI を当てはめる．http://www.mi21.net/qol/ability/precautionary_approach.html（2017年2月25日アクセス）
3) ライフステージに沿った歯科保健指導（2010年版 東京都歯科医師会資料）
4) 8020推進財団：健康健保21の8020運動推進の目標値．
5) 厚生労働省：平成28年度歯科疾患実態調査．http://www.mhlw.go.jp/toukei/list/62-28.html

ライフステージに沿ったフッ化物局所応用

　私たちが臨床現場で行っているフッ化物歯面塗布や、セルフケアに使用するフッ化物洗口液、フッ化物配合歯磨剤がう蝕予防に有効であることは、広く知られています。プロフェッショナルケアによるフッ化物歯面塗布だけでなく、セルフケアによるフッ化物局所応用を手軽に続けられるようなセルフケアアイテムが増えたおかげで、多くの方が関心をもっています。

　フッ化物局所応用によるう蝕予防は、乳幼児期だけではなく、成人や高齢者のう蝕予防にも高い効果を示すことが知られるようになりました。「歯科口腔保健の推進に関する基本的事項」が2012年（平成24年）に公表され、乳幼児期から高齢期まで、生涯にわたるフッ化物の応用がう蝕予防計画として位置づけられています。

　同じく2012年に母子健康手帳の改訂があり、「歯にフッ化物の塗布やフッ素入り歯磨剤の使用をしていますか」という項目が追加されました。

　このように、フッ化物局所応用によるう蝕予防が、さまざまな場所で周知されています。

　ライフステージごとにう蝕の好発部位や要因が異なることは、臨床現場で実感している方も多いと思います。乳幼児期から学齢期では、咬合面う蝕、隣接面う蝕、歯頸部う蝕が主なリスク部位です。一方、成人期から高齢期にかけては、歯肉退縮による根面う蝕や二次う蝕が増えてきます。つまり、歯科衛生士はフッ化物の知識を深め、来院者の生涯にわたる歯の健康にかかわっていくことが求められるのです。

 フッ化物歯面塗布

　唾液を介さずに、直接歯の表面に高濃度のフッ化物を作用させることによって歯質のう蝕抵抗性を高めるもので、歯科医師と歯科衛生士だけが行えます。塗布法の有効性と安全性を確実なものにするためには、決められた術式に従って、定期的かつ継続的に行うことが大切です。

1．塗布剤の種類

　主に用いられるのは、2％フッ化ナトリウム溶液（NaF）と、リン酸酸性フッ化ナトリウム（APF）です（表1）。APFは、2％NaFにリン酸を加えて酸性にし、歯質にフッ化物を取り込みやすくしたものです。また、剤型として、ゲルと溶液があります（図1）。

　海外で使用されている塗布剤のフッ化物イオン濃度は12,300ppmが一般的ですが、日本では9,000ppmの塗布剤が認可されています。2％フッ化ナトリウム溶液とリン酸酸性フッ化ナトリ

表❶ 塗布剤の種類

塗布剤	pH	フッ化物イオン濃度	主な製剤	剤形	塗布法
2％フッ化ナトリウム溶液（NaF）	中性	9,000ppm	弗化ナトリウム液「ネオ」（ネオ製薬工業）	溶液	溶液状のフッ化物は1回の塗布に2mL使用。2週間のうちに連続4回塗布を1クールとし、年に1〜2回の塗布が必要
			バトラー フローデンフォームN（サンスター）	フォーム	
リン酸酸性フッ化ナトリウム（APF）	酸性	9,000ppm	フルオールゼリー歯科用2％（ビーブランド・メディコーデンタル）	ゲル	ゲル状のフッ化物は1回の塗布に約1g、溶液状のものは2mL使用。溶液を使用する場合は、湿潤状態を保つために、歯面上の溶液が乾燥してきたら、再度塗布する
			フローデンA（サンスター）	溶液	
			フルオール液歯科用2％（ビーブランド・メディコーデンタル）	溶液	

ウムの違いはpHと塗布回数が挙げられます。

2．歯面塗布法のポイント

　フッ化物歯面塗布法は、乳歯および永久歯のう蝕予防に有効ですので、歯が萌出し始めたら実施するとよいでしょう。フッ化物歯面塗布法のう蝕予防効果は、乳歯では40〜50％、永久歯では20〜30％といわれています。

　乳歯う蝕予防のための塗布のタイミングは、歯が萌出した1歳児から可能です。学童期の永久歯う蝕予防を目的とする場合は、歯の萌出直後が効果的ですので、永久歯が萌出し始めたら定期的に行いましょう。また、隣接面う蝕だけではなく、二次う蝕や根面う蝕のリスクが高まる成人から高齢者へも、積極的に使用するとよいでしょう。歯列矯正中で装置が装着されている方や口腔乾燥症など、う蝕リスクの高い方にも効果的です。

3．フッ化物歯面塗布法術式

　綿球や綿棒を使用する一般法や歯ブラシ法、ト

ゲル状塗布剤

 利点
- 塗布しやすい
- 歯面への停滞性がよく、乾燥しないため、繰り返し塗布する必要がない
- 塗布状況が明瞭で、視認しやすい
- トレーを用いることによって一度に上下顎歯列に塗布でき、時間を短縮できる

 欠点
- 歯面に停滞するため、塗布後にゲルを拭き取る操作が必要
- 溶液に比べ、やや高価

溶液状塗布剤

 利点
- 塗布後に、溶液を拭き取る操作を必要としない

 欠点
- 乾燥したら再度塗布し、湿潤状態を保たなければならない
- 現在は溶液に適したトレーがない

図❶ ゲル状と溶液状のフッ化物歯面塗布剤の比較（参考文献1）より引用改変）

レー法があります。本項では、一般法の手順を解説します（**図2a～e**）。

フッ化物洗口法

調整したフッ化ナトリウム溶液を口に含み、30秒間ブクブクうがいをし、う蝕予防する方法です。製品化されているフッ化物洗口液には、主に専用のボトルを使用して顆粒剤を水で溶かして使用するものと、すでに0.1％フッ化ナトリウム溶液として販売されているものがあります。

1．顆粒剤を溶解して使用する洗口液

- ミラノール® 顆粒11％（ビーブランド・メディコーデンタル）
- オラブリス® 洗口用顆粒11％（昭和薬品化工）

フッ化ナトリウムが主成分で、調整しやすいように顆粒剤が分包されています。専用のボトルを使用し、決められた量の水で溶解し使用します。溶解して使用するため、フッ化物濃度を250、450、900ppmの3種類に調整することが可能で、毎日法と週1法で使用できます。

2．すでに調整されている洗口液

- フッ化ナトリウム溶液0.1％「ライオン」（ライオン歯科材）
- バトラーF洗口液0.1％（サンスター）
- フッ化ナトリウム洗口液0.1％「ビーブランド」（ビーブランド・メディコーデンタル）
- フッ化ナトリウム洗口液0.1％「ジーシー」（ジーシー）

0.1％フッ化ナトリウム溶液（フッ化物濃度450ppm）としてすでに調整された洗口液で、付属の計量カップで計量して使用します。450ppm（原液）、または2倍に希釈した225ppm溶液として、毎日法で使用します。

3．フッ化物洗口法のポイント

う蝕予防効果は、永久歯で50～80％と高い予防効果が認められています。フッ化物洗口法は、幼稚園や学校などの施設で集団応用する方法が広く知られていますが、最近は調整されている洗口液も増え、歯科医院でも個人でも導入しやすくなっています。

フッ化物は、歯の萌出直後から使用することで、高いう蝕予防効果が得られますが、洗口液を誤って飲み込まないように、ブクブクうがいができるようになってから開始しましょう。早い幼児では、4歳ごろに最初の永久歯が萌出してくるため、このころに水でブクブクうがいの練習を行い、吐き出せるようになったら使用を開始しましょう。4歳以降も継続し、永久歯の萌出が完了する14歳くらいまでの実施が推奨されています。

就学前児から学齢期の小窩裂溝う蝕や隣接面う蝕の予防だけではなく、成人の歯頸部う蝕や歯肉退縮による根面露出、唾液分泌量の減少などによる根面う蝕や二次う蝕の予防にも効果が認められています。

4．セルフケアによるフッ化物洗口

①ブラッシング（歯磨剤は使用しなくてもよい）
②付属の計量カップを使用し、10mL計量する。
　6歳未満の場合は、225ppmの洗口液を作る。

フッ化物歯面塗布法術式（一般法）

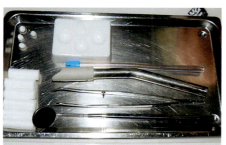

図❷a　準備するもの
- 綿球（直径5mm程度）
- ピンセット、ミラー、排唾管
- 塗布剤
  あらかじめ、1回分をパイル皿に小分けにしておく。パイル皿のくぼみにすりきり1杯が約1g。すべての乳歯に塗布する場合は1g、永久歯では2g程度
- 防湿用ロールワッテ数個

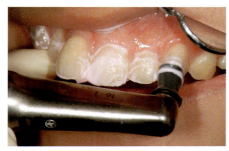

図❷b　歯面清掃。徹底的な歯面清掃は必要ないが、ある程度のプラークはポリッシングブラシなどで清掃、あるいはブラッシング指導を兼ね、歯ブラシで磨いてもよい

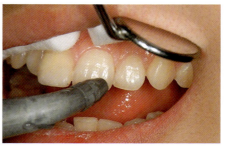

図❷c　防湿、吸引、歯面乾燥。ロールワッテで防湿し、エアーシリンジで歯面を乾燥させる

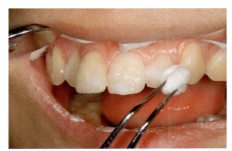

図❷d　塗布。ブロックごとに綿球でフッ化物を塗布し、1〜2分間唾液に触れないように塗布剤と歯面を接触させる。塗布中は唾液に触れないようにするために、排唾管を挿入しておく

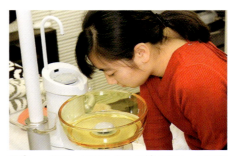

図❷e　排唾。不要なゲルを拭き取り、口に溜まった唾液を吐き出してもらう。うがいは禁止。塗布後30分は飲食と洗口を禁止する。口に溜まった唾液は飲み込んでも大丈夫だが、味を嫌う場合は唾液の吐き出しはしてもよい

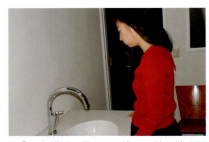

図❸ 指導する際、口に含んだ洗口液を誤飲しないよう、うつむき加減でブクブクうがいをしてもらう

5mLの目盛りまで洗口液を注ぎ、7～10mLの目盛りまで水を入れる
③洗口液を一度に口の中へ入れ、うつむき加減で30秒～1分ブクブクうがいをする（図3）。カップの中に残った洗口液は、再度口の中に入れずに捨てる（最初に口の中に入れた洗口液を飲み込んでしまうことを防ぐため）
④洗口液を吐き出す。唾液は1～2回吐き出してもよいが、水で洗口しないこと。30分間はうがい、飲食は控える

 フッ化物配合歯磨剤

　セルフケアで手軽にフッ化物局所応用ができるフッ化物配合歯磨剤は、現在わが国での市場占有率が90％を超えています。2016年までにわが国で販売されているフッ化物配合歯磨剤は、フッ素を1,000ppm配合しているものが最も高濃度でした。しかし、2017年3月17日に厚生労働省よりフッ化物濃度1,500ppm（0.15％）を上限とすることが承認されました。このことに合わせ、「フッ化物を配合する薬用歯みがき類の使用上について」が通知されたことも知っておく必要があります。通知では、
「6歳未満の子供への使用を控える」
「6歳未満の子供の手の届かない所に保管する」
「フッ化物の配合濃度を直接の容器に記載すること」
が挙げられています。

◉ フッ化物歯磨剤の種類

● ペースト状歯磨剤

　主にフッ化ナトリウム（NaF）やモノフルオロリン酸ナトリウム（MFP）が配合されています。通常のブラッシング時に使用しますが、フッ化物イオンを口腔内に残すために、少ない水で数秒のうがいが望ましく、それゆえ低発泡性、低研磨性のものがよいでしょう。また、一度のブラッシングに使う量も年齢別に決められているので、年齢に合わせた適切な量を使用することが大切です（表3）。

● ジェル状歯磨剤

　主にフッ化ナトリウム（NaF）やフッ化第一スズ（SnF_2）が配合されています。無発泡、無研磨で分散性がよく、歯に塗り広げやすい性状のため、通常のブラッシング後にセカンドブラッシングとして使用するとよいでしょう。うがいができない低年齢児や高齢者に使用する場合には、何も付けていない歯ブラシでプラークなどを除去した後に使用します。セカンドブラッシングはフッ化物応用が目的なので、歯ブラシにジェルを付け、30秒間ほど歯面に広げるように軽くブラッシングし

表❸ フッ化物配合歯磨剤の年齢別応用量（参考文献6)より引用改変）

年齢	使用量	歯磨剤のF濃度	洗口その他の注意事項
6ヵ月（歯の萌出）〜2歳	切った爪程度の少量	500ppm（泡状であれば1,000ppm）	仕上げ磨き時に保護者が行う
3〜5歳	5mm以下	500ppm（泡状またはMFP歯磨剤であれば1,000ppm）	就寝時が効果的。歯磨き後10〜15mLの水で1回のみ洗口
6〜14歳	1cm程度	1,000ppm	
15歳以上	2cm程度	1,000〜1,500ppm	

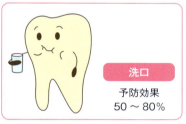
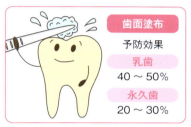
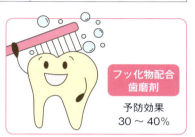

図❹ フッ化物局所応用のそれぞれのう蝕予防効果

ます。うがいは15mLの水で1回とし、使用後2時間ほどは飲食を控えるように指導しましょう。

● 泡状歯磨剤

主にフッ化ナトリウム（NaF）が配合されています。液状のフッ化物に空気を含ませたフォーム状にしているため、フッ化物の量は少なくて安心です。とくに吐き出しができない低年齢児や高齢者に適しています。ブラッシング後、フォームを歯ブラシに付け、歯面に広げるように軽くブラッシングします。口に残った泡が気になる場合は、吐き出すだけなら支障ありません。

フッ化物局所応用のう蝕予防効果

フッ化物局所応用には、高濃度と低濃度のフッ化物製剤があります（図4）。両者のう蝕予防のメカニズムは異なるため、これらを組み合わせて応用すると、う蝕予防効果が高まります。

［中田］

【参考文献】
1) 日本口腔衛生学会フッ化物応用委員会：フッ化物応用の科学．財団法人 口腔保健協会，東京，2010：69-88．
2) 筒井昭仁，八木 稔：新フッ化物ではじめるむし歯予防．医歯薬出版，東京，2011．
3) 荒川浩久：根面う蝕予防のためのセルフケアによるフッ化物応用．日本歯科医師会雑誌，69(10)：6，2017．
4) 中嶋省志：歯科医師、歯科衛生士に知っていてほしい歯磨剤の材料科学とフッ化物のメカニズム．日本歯科医師会雑誌，69(10)：19，2017．
5) 青木 薫：教えて先輩！ハイジニストワークお悩み相談室へようこそ．デンタルダイヤモンド社，東京，2015．
6) 日本口腔衛生学会フッ化物応用委員会（編）：う蝕予防の実際 フッ化物局所応用実施マニュアル．社会保険研究所，東京，2017：83．

甘味料との付き合い方・キシリトールの活用

う蝕は、原因を1つに特定できない多因子疾患です。う蝕予防を成功させるには、歯科医院での定期的な健診に加えて、「正しい歯磨き」、「フッ化物による歯質強化」、「正しい食生活」の3つの対策が不可欠です。本項では、う蝕の原因の説明モデルである「カイスの輪」を軸にしたカリオロジーの観点から、「正しい食生活」の分野にスポットを当てます。ライフステージを幼児期・学齢期、成人期、高齢期の3つに分け、とりわけ甘味料との上手な付き合い方、そしてキシリトールの活用のヒントを解説します。

 幼児期・学齢期

近年の健康意識が高い保護者は、う蝕予防にもたいへん熱心で、歯科医院での歯磨き指導やフッ化物応用にも積極的です。育児雑誌でも正しい歯の磨き方や、仕上げ磨きの方法などの記事が掲載され、市販品の子ども用口腔ケア製品は充実しています。しかし、小児歯科でとくに重要なのは、「正しい食生活」の指導ではないでしょうか。糖質がう蝕の原因であることはわかっていますが、糖質の摂り方を適切に指導することにより、「正しい歯磨き」、「フッ化物による歯質強化」が活きてくると考えられています。

1．砂糖入りお菓子のコントロール

毎回定期健診でう蝕が見つかる患児をチェックすると、「食生活において、糖質の摂取が多いのでは？」というケースにたびたび遭遇します。もちろん、歯面にプラークも認められ、フッ化物応用も十分ではないのですが、それが原因ではないように感じられることもしばしばです。ヒアリングすると、たいてい飴などのお菓子を口にしていることが判明します。手軽なお菓子である飴は、外出時などで子どもを静かにさせる便利アイテムです。ついつい買って与えてしまう保護者や、一緒に遊ぶ仲間、習い事などのご褒美にもらう場合もあるようです。決まった時間に食べるお菓子ではないので、ダラダラ食べの原因になります。

乳歯や萌出してから間もない永久歯は歯質が未成熟であり、長時間口腔内に留まる飴やキャラメルなどは、未成熟エナメル質を簡単に脱灰し続けることを保護者によく説明しましょう。砂糖が入ったお菓子は決まった時間に与え、それ以外は口にしないことを保護者に指導した結果、歯面のプラークも減り、口腔内の環境が改善された患児のケースを、私は多く経験しています。

2．幼児期の食生活指導の実際

う蝕の原因は歯磨きだけではないことを丁寧に

伝えたら、食生活の指導を実施します。食生活の指導には、あらかじめ記入式のアンケート用紙を作成しておくと便利です。アンケート用紙は保護者に記入していただきます。ヒアリングだけでは漏れもありますが、1日の生活の流れのなかで、どのタイミングで何を口にしているのか、改めて用紙に記入していくと、いままで無意識だったことが明確になり、気づきを得ることで「正しい食生活」のモチベーションに繋がります（図1）。

低年齢児の食生活指導のポイントは、飲食回数が頻回であるという点です。このころの乳幼児は、消化器官が未発達であり、3度の食事を補う「補食」が必要です。これは、成人のおやつとは目的が違うため、砂糖を使ったお菓子である必要はな

- "何回食べているか"に注目
- "砂糖"だけではない
- 飲みものも忘れずに
- 責めるような口調はNG
- ヒアリングシートが便利

図❶　食生活習慣のヒアリングポイント

いことを、保護者や周りの養育者に指導します。小さく握ったおにぎり、季節の野菜や果物、飲みものもお茶やお水が好ましいでしょう。ただし、家族の団らんのなかで一緒にお菓子を食べる機会があるときには、それを禁止したりはせず、食べ

How-to XYLITOL

ミュータンス菌とは？

う蝕の原因となる菌のなかでも、とくに重要視されるのがミュータンス菌です。ミュータンス菌に感染するのは、生後1歳7ヵ月〜2歳の時期がほとんどで、主としてミュータンスレベルの高い母親が感染経路と考えられています[1]。

ミュータンス菌の母子伝播（でんぱ）を防ぐ

キシリトールはミュータンス菌の性質を変えることにより、母親から子どもへ感染しにくくさせることができます。また、たとえ感染しても、発症を防いだり、もしくは感染を遅らせるための菌数の減少と質の改善が期待できます。よって、母親がミュータンス菌のレベルが高い、またはう蝕経験歯数が多く、そのレベルが高いと疑われる場合には、積極的にキシリトールの摂取をすすめます。

また、子どもも日常的にキシリトールを摂取することが、う蝕予防に繋がります。キシリトールの習慣づけには、歯磨きや習い事のご褒美に与えたり、家族の習慣にするなどの工夫をするのもよいでしょう[1]。

た後にうがいをするなど、臨機応変に対応した指導を心がけるようにします。

　学齢期に入ると、通園・通学などで規則正しい生活を送るようになります。そして、小学校高学年から中学生になると、自分でおやつを購入して食べることもできます。保護者の目が行き届かなくなることも多くなるため、今度は保護者ではなく本人へ糖質の摂り方の指導が必要です。とくに気をつけたいのは、糖質が多く含まれるスポーツドリンクです。少年野球チームやサッカーなどの活動で、スポーツドリンクを飲むように指導されることもあるようです。しかし、それが癖になり、普段から水代わりに飲む習慣などはつけないように注意します。保護者には、ペットボトル飲料には多量の砂糖が含まれている場合が多いことを説明し、できれば冷蔵庫に常備しないように促しましょう。

　幼児期・学齢期は規則正しい生活リズムを形成すると同時に、正しい食生活の習慣づけに重要な時期です。とくに習慣化、常習化しやすい糖質の摂り方の指導において大切な時期であることを念頭において指導しましょう。

 成人期

　成人になると、口腔への意識はだんだん歯周病予防や歯の美しさに向いていきます。口臭を気にするようになったり、歯石の除去を希望して歯科医院を訪れる患者も多くなります。また、お茶やコーヒーなどの着色を気にしてクリーニングを希望したり、白い歯を求めてホワイトニングの相談で来院する方もいるでしょう。このように、自身の口腔衛生管理や意識の向上はとても喜ばしいことですが、う蝕予防に関しては徐々に危機感が低くなっているように思います。成人にも、もちろんう蝕予防が必要であることを、歯科衛生士自身も強く意識しましょう。

1．成人のう蝕予防ポイント

　成人の場合は、治療済み部位が再びう蝕になる"二次う蝕"の予防がポイントです。二次う蝕は、すでに充填してあるレジン、インレーなどの隙間から発生し、その充填物の下にう蝕が広がるのが特徴です。二次う蝕を治療するには、詰めたものを除去してからう蝕を治療する必要があり、最初に歯を削ったよりもさらに深く削らなければなりません。二次う蝕を繰り返すことは、1本の歯を何度も削ることになり、最終的には神経にまでう蝕が及んだり、抜髄後の歯では歯根破折するなどして、抜歯となるケースも少なくありません。

　患者のなかには、一度治したから大丈夫と安心している方も多いため、一度う蝕になった場所はキーリスク部位となることをよく説明します。私たち歯科衛生士も二次う蝕の恐ろしさを深刻にとらえ、適切なう蝕予防の取り組みを提案しましょう。

2．成人期の食生活指導の実際

　う蝕予防のポイントは、幼児期・学齢期と同様に「正しい歯磨き」、「フッ化物による歯質強化」、「正しい食生活」ですが、「正しい食生活」の指導

には、成人の患者ならではの着目点があります。

成人になると、朝食を抜いたり深夜に食事をしたりと、食生活が不規則になる人も多くなります。職業柄、やむを得ない方もいるため、個々人のできる範囲で最もよい方法を考えます。

食生活指導において、意外と見落してしまうのが飲みものです。食べるものに限らず、飲みものにも注意が必要です。甘いお菓子は食べない方でも、たとえ"微糖"であっても砂糖が入った缶コーヒーや、プラスチック容器に入ったチルドコーヒー、ペットボトル飲料を口にする方は意外と多いです。タクシードライバーやデスクワークの会社員など、手もとに飲みものを置く環境にある場合は、注意深く聞き取りましょう。その場合、甘い飲みものを一切禁止する必要はなく、休憩時間など決まった時間に飲むようにすすめ、普段は水やお茶を摂取してもらうようにします。

3．禁煙と砂糖菓子

近年は健康意識の向上と国や行政の取り組みから、禁煙する方も増えており、とても喜ばしいことです。タバコは歯周治療を困難にさせるほか、唾液の減少を誘発することから、歯科医療の視点からも積極的に禁煙支援を行うことは有意義です。

禁煙期間中の患者からの訴えによくあるのが

甘味料との付き合い方・キシリトールの活用

How-to XYLITOL　　　　　　　　　　　　　　　　　　　　　　　　　　　**成人期**

常用するタブレット菓子やキャンディーなどの代用に

患者のなかには、お菓子を作るパティシエや、食品関係の仕事をしている方など、職業柄、常に糖類を口にする方もいます。そのような場合、急に食習慣を変えることは難しいでしょう。また、食習慣に問題があり、お菓子を主食代わりにするような生活を長くしてきた方もいます。

この場合は根本の食習慣の改善が望ましいのですが、これも急激に改善することは困難かもしれません。そのようなときには、キシリトールの習慣的摂取による口腔環境の改善を期待し、それを選択肢の1つとして患者に提案するのもよいと思います[2]。

歯磨きができないときなどの食後に

航空会社の乗務員や、社外で勤務する営業マンなど、思うように歯磨きができないという患者にキシリトールのガムやタブレットをすすめることがあります。キシリトールは食事直後の摂取が理想的で、とくに砂糖が含まれたお菓子などを食べた直後には有効です。ガムを用いる場合には、5〜10分噛み続けるようにします。噛み始めた直後の唾液は最もキシリトールの効果が現れるので、歯間部や歯頸部などの歯面を十分に潤すように指導します。タブレットの場合は噛み砕かないように注意して、ゆっくり溶かすように伝えることが大切です[2]。

"口さみしさ"です。いつもタバコを吸っていたタイミングなどで何もないと落ち着かず、そこでタブレット菓子や飴、ガムを口にする方も多いようです。しかし、それに砂糖が含まれている場合、う蝕の原因となる可能性があります。いつも携帯しているタブレット菓子などをチェックし、砂糖を含まないものに変更するように促しましょう。

禁煙期間中は精神的にもデリケートです。タバコを吸わないという制限を受けている患者の気持ちを尊重し、身体と歯を守るためであることを十分に説明します。個人差もあると思いますが、禁煙期間中はつらい場合が多く、歯科衛生士も上手に患者の禁煙サポートをしたいものです。

 高齢期

全身疾患や内服薬の副作用により、唾液分泌量が減少傾向になったり、歯肉退縮による歯根露出が認められたりなど、高齢者の口腔内は加齢によってさまざまな特徴がみられます。ですから、高齢者のう蝕のリスクもまた、小児期や成人期とは違った理由で高くなる傾向があります。身体機能の変化で生じることは変えられないので、う蝕予防におけるリスクであると捉えます。

1. 高齢期における食生活の注意ポイント

高齢になると、咀嚼機能の低下、舌の運動円滑さの低下、味蕾の萎縮による味覚低下など、口腔

• How-to XYLITOL •　　　　　　　　　　　　　　　　　　　　　　　　　　　　　　　　　高齢期

唾液分泌量減少の手助けに

唾液の分泌が減少している患者にも、キシリトールの摂取は有効です。唾液分泌量は、再石灰化において非常に重要な役割を担うため、う蝕予防では極めて大切です。唾液の分泌が減少している患者にも、キシリトールの摂取は有効です。唾液分泌量が少ないと、食事がしにくくなりますが、唾液分泌が増えると食塊形成がしやすくなり、食事を摂りやすくなるでしょう。この場合は、食前にキシリトール製品（とくにタブレット）を用いて唾液分泌を促進させます。また、それによって食欲を増大させる効果も期待できます[2]。

プラーク量の減少に期待

キシリトールは口の渇きを潤すだけではなく、口腔環境の改善も期待できますので、積極的にすすめてもよいでしょう。キシリトールの習慣的な摂取は、ミュータンスレベルとプラークの付着力を減少させる効果があり、短い時間でより効果的なプラークコントロールが可能になります。ブラッシングなどのセルフケアが低下している患者に有効であると考えます[2]。

機能の変化もみられるようになります。これにより、容易に噛める軟らかいもの、味つけが濃いものを好むようになるなど、食品嗜好の変化も生じます。また、近年は以前のような子世代・孫世代と同居の大家族といった家族構成は減り、高齢者のみの世帯が増えています。実際にヒアリングすると、面倒な自炊をするよりも安価で手軽な市販の総菜や菓子パンといった食事を摂る患者も少なくありません。そのような市販品は味が濃く、糖質を多く含むものも多い傾向があるため、う蝕リスクをさらに高める原因になると考えられます[3]。

2．高齢期の食生活指導の実際

どの世代においても、う蝕予防は重要ですが、とくに高齢期においては"食事をする楽しみ"に配慮した食生活指導を心がけましょう。う蝕リスクを考慮するあまり、「あれはダメ」、「これもダメ」、「〜してください」といった注意事項ばかりでは、食事の楽しみを半減させてしまいかねません。食事はただ栄養を補給するためだけではなく、食べる楽しみや喜びも大切な目的です。完璧な予防プログラムは、独居や高齢者世帯の高齢者では、難しいこともあるでしょう。患者が無理せずにできることを、一人ひとりの事情や生活背景に合わせ、適切な食生活指導をしましょう。

若いころはう蝕リスクが低くても、高齢期になると根面う蝕や、義歯のクラスプがかかる部位のう蝕が多発するなど、う蝕予防が必要な理由をわかりやすく説明し、適切なメインテナンスを受ける意義を理解してもらうことが第一歩です。いつまでも食事を楽しめる口腔を目指し、歯科医院における定期健診や歯科衛生士によるPMTCなどのフォローを提案します。

食生活指導といっても、ライフステージによってそのポイントはずいぶん違います。う蝕が発生するメカニズムは同じなのに、おかしいですね。それは、食生活指導はそのまま生活に密着している指導だからです。私たちは、糖質を摂らずに生きていくことは不可能です。それぞれの患者の生活に配慮した指導を心がける必要があり、それができてこそ指導が活きてくるのです。

キシリトールは薬品ではなく、自然界に存在する食品です。効果的な使い方はありますが、絶対に正しく使わなければ効果はない、ということはありません。そして、歯によい"おやつ"であり、子どもたち自身が選べるようにすることが大切です。キシリトールを継続して摂取するには、肩ひじ張らずに、楽しみながら続けることがコツです。キシリトールの特徴を理解し、上手に取り入れましょう。

［青木］

【参考文献】
1) 日本フィンランド虫歯予防研究会：ミュータンスコントロール—キシリトールの可能性と応用．オーラルケア，東京，2000：8．
2) カウコ K. マキネン，鈴木 章，福田雅臣：キシリトールのすべて：Xylitol from A to Z. 岡 賢二, 伊藤 中（訳），日本フィンランドむし歯予防研究会，オーラルケア，東京，1997：82-86．
3) 森戸光彦，植田耕一郎，柿木保明，菊谷 武，小正 裕，佐藤裕二：歯科衛生士講座 高齢者歯科学 第2版．末永書店，京都，2014：52．

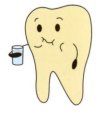

Chapter 1
幼児期・学齢期

1. 幼児期・学齢期のプラークコントロール
   ①セルフケア
2. 幼児期・学齢期のプラークコントロール
   ②プロフェッショナルケア
3. 口腔育成
   ①乳歯
4. 口腔育成
   ②乳歯と永久歯の交換期から完成期

渋川理絵

5. 口腔の発育
   ――歯齢でみる乳幼児の食育指導

中田理恵

6. 当院の小学校での
   歯科保健指導の取り組み

石川晴美

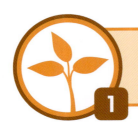

幼児期・学齢期のプラークコントロール
①セルフケア

　「仕上げ磨きは、いつから始めたらよいでしょうか？」
　「いつまで仕上げは必要ですか？」
と保護者から質問を受けることが多くあります。
　保護者は、「かわいいわが子をむし歯にさせてはならない！」と、仕上げ磨きで守ろうと使命感に燃えています。一方、子どもにとっては案外迷惑だったりします。
　セルフケアは、歯が萌出する前から仕上げ磨きをスタートさせるのが理想的です。歯がなくても、「仕上げ磨きごっこ」を早い時期から唇、粘膜、舌、頬へ触れて感覚の練習をしていると、萌出したときにとてもスムーズに行えます。寝かせ磨きの練習として、ゴロンと寝かせ、優しく顔に触れることから始めましょう（図1）。

仕上げ磨きの基本スタイル

　保護者の膝に頭を乗せて、歯磨きをします。最初は、横になることもたいへんかもしれませんが、焦らずに練習してもらいます。歯ブラシは、歯が萌出していなくても唇・舌・粘膜に触れ、脳に刺激を与えて感触に慣れてもらいます。歯ブラシを持たないほうの手で、頬を優しくカバーしてあげます（図2）。

仕上げ磨きの時間帯

　仕上げ磨きの時間帯は、母親の生活リズムを問診することが大切です。仕事をしているかどうかで、アドバイスは違ってきます。
　母親が仕事をしていなければ、子どもとのリラックスできる時間をおすすめします。たとえば、日光が差し込むリビングの窓際などが最適です。上の兄姉が幼稚園や学校へ行っているときに、下の子の仕上げ磨きをリラックスしながら丁寧に済ませることを提案します。そして、夜は上の子の仕上げ磨きを丁寧にする時間に充てましょう。
　母親が仕事をしている場合は、夜に仕上げ磨きをすることになりますが、父親にも協力してもらったり、風呂あがりの一時や今日の出来事を話しながら行うことも工夫の一つです。
　総合的なアドバイスとしては、仕上げ磨きがコミュニケーションをとれる楽しい時間だと思えるようにすることを、TBIのなかで保護者に伝えます。
　テクニックの指導も重要ですが、それ以前に場所、時間帯、雰囲気作りが大切です。仕上げ磨きのたびにプロレス技をかけるような寝かせ磨きをしていては、自ら進んでセルフケアを行う習慣に

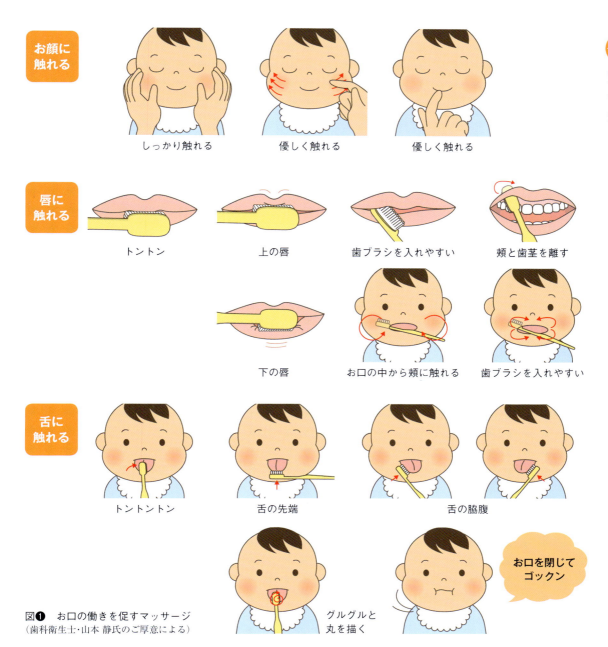

図❶ お口の働きを促すマッサージ
(歯科衛生士・山本 静氏のご厚意による)

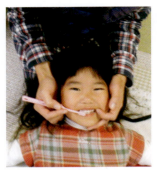
図❷ 仕上げ磨きの基本スタイル。歯ブラシを持たないほうの手で、頬を優しくカバーしてあげる

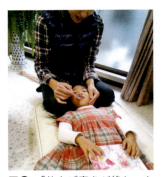
図❸ 「仕上げ磨きが終わったら、今日はこの本を読んでね！」などの約束があると、子どもは頑張れる

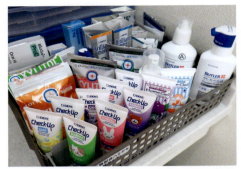
図❹ フッ化物の塗布は子どもだけに限らず、家族みんなのセルフケアメニューとして取り入れられるプランを提案するとよい

は結びつきにくくなります。

　和やかな気持ちになる両親との時間は、歯科をとおして大切な触れ合いの機会となり、これから取り組む予防歯科への近道になるでしょう（図3）。

フッ化物の有効性

　プロフェッショナルケアでの高濃度フッ化物塗布だけではなく、セルフケアでの低濃度フッ化物を繰り返し塗布することの有効性を提案します。
- 脱灰作用の抑制
- 再石灰化の促進
- う蝕原性細菌などの殺菌作用

　「3歳をすぎて、うがいができるようになったのでフッ化物入り歯磨剤を使いたいのに、味を嫌がって使ってくれません！」と嘆く母親は少なくありません。味覚が形成される3歳までにフッ化物入り歯磨剤を使用しておくと、のちのち味を好まず使えないことが軽減されやすくなります。また、フレーバーのバリエーションを多く用意するのもよいでしょう（図4）。

　幼少期は、フッ化物入り歯磨剤を付けた歯ブラシを水に濡らさずに使用します。歯磨剤の泡立ちを押さえられるので、うがいができない乳児期にもおすすめです。また、歯磨剤が直接舌や粘膜に塊で付着しないので、味に慣れない場合にも使用できます（図5）。

幼年期（3歳ごろ）

　幼年期のセルフケアには、本人磨きを積極的に取り入れます。テクニック重視ではなく、セルフケアの習慣づけを目的にします。仕上げ磨きに使う歯ブラシは、「小回りの利くもの」、「毛足の短いもの」、「毛の硬さがしっかりしたもの」をポイントに、歯科衛生士が選びましょう。

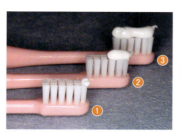
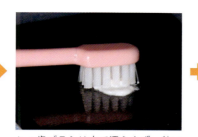
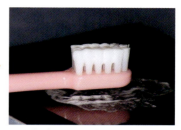

a：使用量は、①6ヵ月～2歳：3mm（切った爪程度）、②3～5歳：5mm以下、③6～14歳：1cm

b：歯ブラシは水で濡らさず、乾いた状態でフッ化物入り歯磨剤をブラシの中に入れ込む。セルフケアでは小皿を使うとよい

c：歯ブラシの毛束の中にフッ化物入り歯磨剤が入ることで、口腔内への拡がりが均一化され、ムラがなくなる

図❺　フッ化物入り歯磨剤の使用方法。aは飲み込んでも問題がないとされるフッ素量[1]の目安。気になる方には、うがいができるようになるまで、唾液に溶けた歯磨剤をガーゼで吸い取るようにアドバイスをする

①セルフケア　幼児期・学齢期のプラークコントロール

　手先が未発達なこの時期は、パームグリップを指導します。ポイントは親指の固定です。子どもの興味を引く工夫として、親指の位置に印をつけるとよいでしょう（**図6**）。

　この時期の本人磨きは、「楽しく」がテーマで、「習慣づけ」と「磨くときの姿勢」、「身体の軸作り」が目的です。歯ブラシ選びは、お気に入りのキャラクターものでも構いません。

● **100％キシリトール製品**

　セルフケアでの本人磨きと仕上げ磨きの後、プロフェッショナルケアと同様に、う蝕予防として100％キシリトールをプログラムに取り入れることもあります。他の歯ブラシ・フッ化物入り歯磨剤・フッ素製品と同様に歯科衛生士が選び、使い方の指導をして処方します（**図7**）。子ども本人は、「磨いてきれいになった」という達成感と、「ご褒美をもらった」という喜びを感じます。味のバリエーションがあると効果的です（**図8**）。

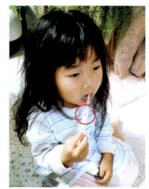

図❻　パームグリップの指導。親指の位置に星のシールを貼るなどの工夫をする

学童期（6～10歳ごろ）

　学童期は、永久歯が生え始めて、乳歯と永久歯の混合歯列期になります。永久歯にミュータンス菌が感染しやすい時期です。

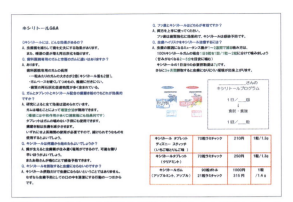

図❼　キシリトール製品の情報をプリントして渡している

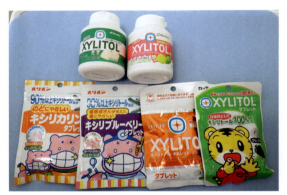

図❽　左上：歯科専用 キシリトールガム ボトル アップルミント、右上：歯科専用 キシリトールガム ボトル マスカット（オーラルケア）、下：左からキシリカリンタブレット、キシリブルーベリータブレット（オリオン）、キシリトールタブレット オレンジ、キシリトールタブレット グレープ味（ロッテ）

　混合歯列期は、口腔内が目まぐるしく変化するため、最もセルフケアがたいへんな時期です。乳歯の仕上げ磨きがゴールだと思っている保護者には、永久歯を守るためのスタートであることを伝え、励ましながら磨き方の指導をします。

　このころの本人磨きは、磨き方が不安定でも、テクニックをしっかり指導します。週末に染色液を使って、磨けていない箇所を確認することもプ

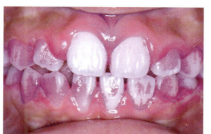
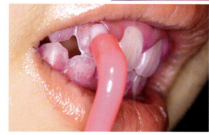
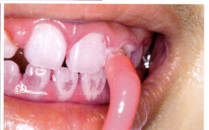

図❾　口腔内写真を撮影しておくと、本人も炎症部位を客観的にみることができる

ログラムに入れるとよいでしょう。

　仕上げ磨きは、幼児期のように口腔内をくまなく磨いてあげるのではなく、前歯部の永久歯と6歳臼歯のポイント仕上げを提案します。保護者の仕上げ磨きに対する息切れ防止にもなります。また、デンタルフロスなどの補助用具も使用します。

◉症例

　図9は歯肉炎の患児です。歯面を前と左右の3面と捉え、1面ずつワンタフトブラシの毛先を当てる練習をしてもらいました。本人磨きにも積極的に補助用具を使用し、磨き方を指導しました。また、感覚磨きではなく、手鏡で見ながら磨くように伝えました。

　口腔内写真は、ケア前後を比較して改善を喜び合うことも、次へのモチベーションと信頼関係の構築に繋がります。

思春期（12〜18歳ごろ）

　思春期は、永久歯列の萌出が完了します。このころになると、お小遣いで食べものを買ったり、部活でスポーツドリンクを頻繁に飲んだりする機会が増えます。また、成長ホルモンの変化で歯肉炎が増えたり、12歳臼歯がミュータンス菌に感染しやすい時期でもあります。保護者の仕上げは、磨いてあげることから見守ることへとシフトします。

1．見守り仕上げとは？

　部活や塾で忙しくても、プロフェッショナルケアを受診させることが保護者の役割になります。

幼児期・学齢期のプラークコントロール　①セルフケア

学齢期のセルフケアに清掃補助用具を導入

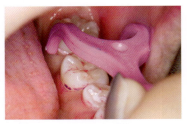
図⑩a　コンタクトを通過するまで、フロスの繊維をほぐすような横動きで挿入する

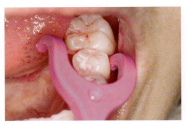
図⑩b　プラーク除去は、フロスの繊維を束状にして上下左右に動かす

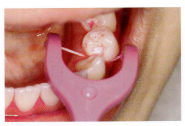
図⑩c　フロスのたわみを利用して、近遠心に押し沿わせる

図⑩a～c　DENT.EX ウルトラフロス M サイズ（ライオン歯科材）を選択して導入した

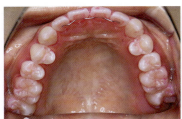
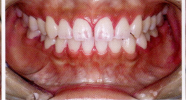
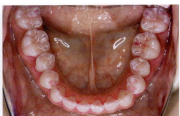

図⑩d　カリエスフリー完成！

　そのときこそ、見る機会がなくなったわが子の歯を見るチャンスです！　保護者同伴で来院して待合室で待っているのではなく、一緒に入室する「参加型」のプロフェッショナルケアをおすすめするのもよいでしょう。
　思春期は難しい年ごろですが、外見的な部分に目覚める時期です。興味があることを把握し、上手にモチベーションを上げましょう。

2．永久歯列完成後の TBI（図10、11）

　プロフェッショナルケア時に、担当歯科衛生士は患者本人にセルフケアで必要な補助用具の選択と、その取り扱いを指導します。補助用具は、使いこなすことができれば楽しくなり、習慣化します。人間工学的に理にかなった歯磨き時のスタイル（手鏡を見ながら座った状態）や、歯ブラシが身体の一部・一体化するような握り方、ストローク方法を指導します。また、気軽に TBI を受診してもらえるよう、雰囲気や話題作りにも工夫しましょう。
　子どもたちがこの時期に身につけたセルフケア

臼歯部の深い裂溝にシーラントを填塞

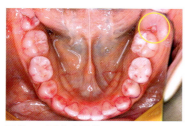

図⓫a ７|萌出開始

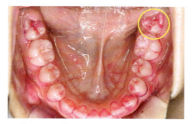

図⓫b 半萌出時にシーラント用グラスアイオノマーセメントを充填する場合もある

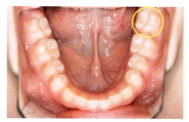

図⓫c 小窩裂溝のシーラント後

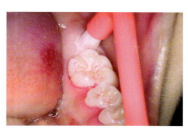

図⓫d 萌出を待つ間の補助用具として、毛足が短く、硬さがふつうのタフトを選択した。タフトの毛先に圧をかけて、円を描くように磨くことと、パームグリップがブレないように指導する。歯磨剤はフッ化物入りを使用する

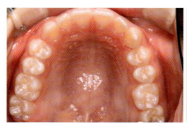
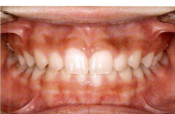
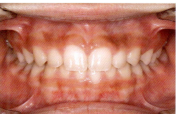
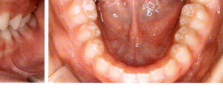

図⓫e カリエスフリー完成！

の習慣とテクニックは、この先のライフステージで役立つことは間違いありません。担当歯科衛生士からのプレゼントとなるでしょう。　　［渋川］

【参考文献】
1）フッ化物応用研究会：う蝕予防のためのフッ化物配合歯磨剤応用マニュアル．社会保険研究所，東京，2006．

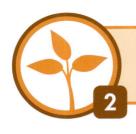

幼児期・学齢期のプラークコントロール
②プロフェッショナルケア

　まず、「プラークは仕上げ磨きのテクニック不足だから毎回残っているのか？」、「歯とプラークだけに注目してよいのか？」と、一歩下がって考えてみることも大切です。そこには、口腔機能が大きくかかわっている場合も多くあります。筆者は、プラークを歯ブラシで除去するには、全身にも目を向けることも大切であると、臨床現場での取り組みから学びました。すると、歯科だけではなく、耳鼻科や他科への受診が必要な徴候が見つかる場合もあります。

　口腔衛生指導は、どのライフステージからでもかかわれますが、できるだけ早い段階から介入し、口腔育成（食べ方・食習慣など）に取り組むことで、将来の生活習慣病を予防できます。そのようなアプローチが、歯科ならではの寄り添い方ではないでしょうか。

　では、予防歯科デビューは何歳ごろがよいのでしょうか（図1）。本項では、筆者が現在も試行錯誤しながら取り組んでいることを、具体的に整理して紹介します。

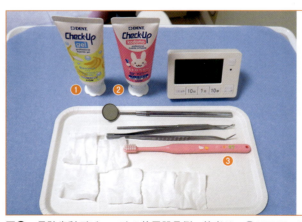

- 歯ブラシ
- 歯磨剤
- フッ化物
- 角綿：水で濡らして、うがいの代わりに拭き取る。このとき、歯・粘膜・舌・小帯などもチェックする
- タイマー：短時間に確実に行う目安として使用

図❶　予防歯科デビュー時の使用器具例。筆者は、①DENT. check-up gel（ライオン歯科材）、②DENT. Check-Up kodomo（ライオン歯科材）、③マミー17点検・仕上げ磨き用歯ブラシ（オーラルケア）を使用している

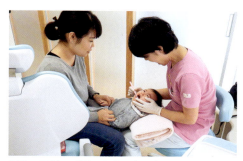

図❷　母親に手足の関節を軽く押さえてもらう。仕上げ磨きのスタイルと同様なので、テクニックを習得できる

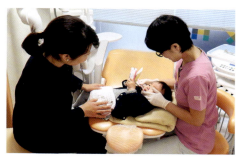

図❸　手遊びが楽しい生後11ヵ月ごろの特徴を理解して接することで、プロフェッショナルケアをスムーズに行える

予防歯科デビュー

　図2のケースは、生後9ヵ月で予防歯科デビューをしました。母親が妊婦ケアから取り組んでいたので、お腹の中でプチデビューしていたともいえます。これからの仕上げ磨き練習も兼ね、初診から膝の上で寝かせ磨きを行いました。「子どもが泣くと歯科医院に迷惑をかけるのでは？」と遠慮する母親が多いようですが、大丈夫！　泣いて大きく口を開けている間に、歯・粘膜・舌・小帯などをすばやくチェックします。

予防歯科ユニットデビュー

1．生後6〜12ヵ月ごろの特徴

　生後6ヵ月ごろ、最初は手のひらで物をつかむようになります。感覚と動きのループを、一つ一つ脳のなかに獲得していくのです。

　生後10〜12ヵ月ごろ、親指と人差し指で物をつまめるようになると、手の使い方が格段に器用になります[1]。

2．生後11ヵ月でユニットデビュー

　生後11ヵ月になると、いよいよユニットデビューです。ユニットの使い方を工夫し、数回の来院でユニットデビューができます（図3）。できるだけ早い時期からユニットを体験してもらいましょう。

PMTCデビュー

1．1歳3ヵ月〜2歳の特徴

　1歳3ヵ月ごろから、指差しをして意思を伝えようとします。自分を意識し始め、名前もわかるようになります。言葉・知能・好奇心・社会性が目覚ましく発達し、自分で決めたい時期です。

　2歳ごろになると、乳歯が生え揃い始めます。

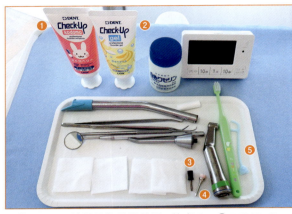

- 白色ワセリン・ロールワッテ：口角切れ防止
- 歯磨剤
- フッ素
- 角綿：水で濡らし、うがいの変わりに拭き取る
- タイマー：短時間に確実に行う目安として使用する
- 糸ようじ
- プロフィーカップ
- カップブラシ

図❹ PMTC 練習用使用器具例。筆者は、① DENT. Check-Up kodomo（ライオン歯科材）、② DENT. check-up gel（ライオン歯科材）、③ヤング プロフィーカップ #1801ウェブ スクリュータイプ（ヤングデンタル社／サンデンタル）、④メルサージュ ブラシ CA タイプ No.2（フラットリング：松風）、⑤フロスちゃん（プローデント）を使用

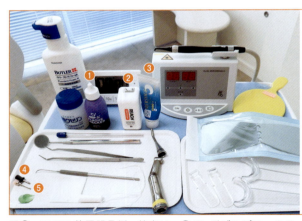

- 白色ワセリン・ロールワッテ：口角切れ防止、染色保護
- 染め出し液
- 研磨剤
- プロフィーカップ
- カップブラシ
- フロス
- フッ素
- タイマー
- 口腔写真用のミラー
- 口角鉤
- 手鏡
- ダイアグノデント（KaVo）

図❺ PMTC 使用器具例。筆者は、① Ci ダブルプラークチェッカー（Ci メディカル）、②リーチ® デンタルフロス デントテープ ワックス・ノンフレーバー 100ヤード（ジョンソン・エンド・ジョンソン）、③メルサージュ（松風）、④ヤング プロフィーカップ #1801ウェブ スクリュータイプ（ヤングデンタル社／サンデンタル）、⑤メルサージュ ブラシ CA タイプ No.2（フラットリング：松風）を使用

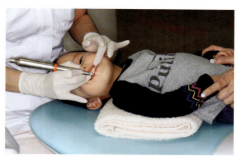

図❻　1歳9ヵ月でPMTCデビュー。家族と同じように名前で呼びかけると、距離が縮まる

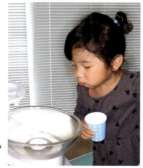

図❼　うがいデビュー

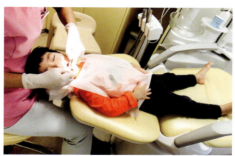

図❽　PMTCデビュー

知的な能力が備わって感情のコントロールができるようになり、おしゃべりが増えて動き回ります。真似っこ遊びも上手にできて、楽しくてしかたがない時期です。このころから、PMTCデビューをします（図4、5）。

　図6のケースでは、1歳9ヵ月でPMTCデビューができました。歯磨剤や歯ブラシの色を見せると、気に入ったものを指差して意思表示をします。このころから、本人参加型の予防歯科はスタートしているといえます。

2．うがいデビュー

　一人で水をこぼさずにコップを持ってみたり、水を吐き出す的を決めて伝えると、遊びながら練習して、エチケットも一緒に学べます（図7）。

3．歯医者さんポーズ

　一人でできる喜びを感じる時期なので、手の位置、足の位置、話したいときの合図など、受診時のルールを楽しく学んでもらいます（図8）。

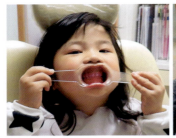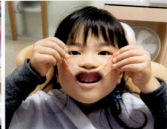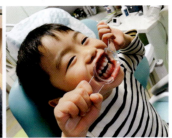

図❾　「お母さん見て見て！」

 口腔内写真デビュー

　口腔内写真を撮影して記録することは、成長過程がわかると同時に、外傷などの突発的な出来事が起きたときにも役立ちます。また、撮影する術者は、苦痛を与えずにすばやく撮る十分なテクニックを訓練して身につける必要があります。

　乳児期は、プロフェッショナルケアの様子を撮影することから、始めるのもおすすめです。毎回「楽しく！」を心がけて撮影しましょう。

　撮影した写真は、歯磨き練習に役立てたり、「よくできたね！」とねぎらいに使ったり、持ち帰って父親や祖父母に予防歯科の取り組みと成長を確認してもらう機会にもなります（図❾）。

 セルフケア練習デビュー

　3歳ごろに乳歯が生え揃います。両親や近親者の唾液を介してミュータンス菌が感染する時期で

おしゃぶり

　日本小児科学会と日本小児歯科学会は、「おしゃぶりについての考え方[1]」のなかで「発語や言葉を覚える1歳過ぎになったら（中略）常時使用しないようにする」、「おそくとも2歳半までに使用を中止するようにする」としています。

　また、厚生労働省は、おしゃぶり訴訟＊をきっかけに、母子手帳に「おしゃぶりの長期間の使用」の弊害を追加しました[2]。

指しゃぶり

　離乳期の指しゃぶりは、口で手を確かめる練習でもあります。

　1歳半を過ぎると手の動きが発達してきます。離乳食を食べるための練習です。このころの指しゃぶりは、まったく心配ありません。3歳近くになったら止めるようトレーニングをすすめるとよいでしょう[3]。

＊2006年5月、NUKおしゃぶりを使い続けたために顎が変形したとして、横浜市の女児と母親が、ベビー用品メーカーのコンビに損害賠償を求めた事件

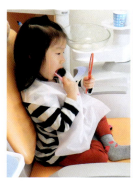 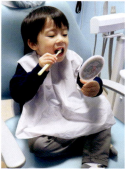 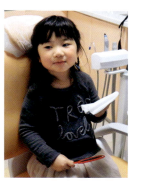

図⓾　セルフケア練習デビュー

図⓫　100％キシリトールガム練習デビュー

もあります。家族と同じものを食べ始め、感情のコントロールができるようになってきます。

　本人磨きも、できるだけ早く体験させることが重要です。テクニック指導ではなく、口腔への興味と自分自身でも磨く習慣づけが大切な時期です。

　まずは、お尻と足を安定させて身体の軸を作り、歯ブラシの持ち方や手鏡の見方など、歯磨きのスタイルを身につけられるように指導します。上手にできて褒められると、お兄ちゃん・お姉ちゃん気分になり、楽しく進んで行えます（図10）。

 ### 100％キシリトールガム練習デビュー

　3歳ごろになると説明も理解できるようになるので、100％キシリトールガムを導入します（図11、12）。ガムが噛めない乳児期には、100％キシリトールタブレットを使用します。

　初めてのガム練習は、術者や母親も一緒に噛みながら行うと、ガムの飲み込みを防げます。[渋川]

> ①足をぶらぶらしない座り方で、身体の軸を作る
> ②100％キシリトールガムを口に入れて噛む
> ③右⇄左にしっかりガムを動かしながら、噛み続ける（咀嚼の練習を兼ねて片方噛みを予防する）
> ④唇を閉じ、鼻で呼吸をして、ガムの香りを楽しむ（うがいで練習している口唇閉鎖が鼻呼吸を促す）
> ⑤甘いキシリトール唾液をゴクゴク飲み込まず、全体に回しながら飲む
> ⑥ティッシュを用意して、ガムを包み捨てる（ガムを噛んだ後のエチケットも学ぶ）

図⓬　100％キシリトールガムの練習手順

【参考文献】
1）日本口腔育成学会（編著）：0歳からの口腔育成．朝田芳信，槇 宏太郎（監），中央公論新社，東京，2013：54-73．
2）日本小児歯科学会 小児科と小児歯科の保健検討委員会：おしゃぶりについての考え方．http://www.jspd.or.jp/contents/main/proposal/index03_04.html#pro04
3）日本小児歯科学会 小児科と小児歯科の保健検討委員会：指しゃぶりについての考え方．http://www.jspd.or.jp/contents/main/proposal/index03_05.html#pro05

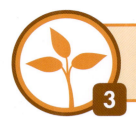

口腔育成
①乳歯

0歳からの口腔育成

乳歯は生後6ヵ月ごろから下顎前歯部より萌出し始め、3歳を目安に生え揃います。

妊娠6～7週目ごろに、赤ちゃんの乳歯の歯胚ができます。妊娠4ヵ月ごろになると、歯胚にカルシウムやリンが沈着して石灰化し、エナメル質が形成され始めます。そのころには、永久歯の歯胚もできて育ち始めます。

歯の形成にとって、タンパク質は欠かせない栄養素です[1]。肉、魚、卵、牛乳、豆類とその加工品5種類とともに野菜もよく食べ、バランスを考えた食事を妊娠期に摂ることで、母体を通して赤ちゃんの歯がしっかり育ちます。よって、赤ちゃんのためにも、母親への食事指導は重要です。

妊娠期のアプローチ

う蝕原性菌（ミュータンス菌など）は、母親の産道を通るときに赤ちゃんへ感染することはありません。つまり、赤ちゃんはう蝕原性菌をもたずに生まれてきます。乳歯が萌出したときに接する、周りの人の唾液を介して感染します。最も感染しやすい時期は、生後19～31ヵ月ごろといわれています。

ミュータンス菌は、親にう蝕が多いほど子どもにも感染しやすく、育児をする母親からが最も多いため、「母子感染」といわれています。次に父親、そして祖父母や保育者と続きます。赤ちゃんが誕生するまでの10ヵ月間は、周囲の方々にとって待ち遠しい期間です。その期間中に、みなさんそれぞれが歯科を受診するようにおすすめしましょう。赤ちゃんの予防歯科は生まれる前からスタートでき、生後にも効果的なのです。

●赤ちゃんが誕生するまでに行う主な項目
- 唾液検査で、口腔内の菌を調べる
- う蝕治療
- 歯科衛生士によるプロフェッショナルケア
- 食事指導

口腔を使った遊び

赤ちゃんと一緒に来院した母親の口腔ケアに、当院では、赤ちゃんを乗せたまま、ベビーカーをユニットの隣に置きます（図1、2）。

赤ちゃんは、おもちゃを舐めたり、触れたりして遊んでいます。この遊びが、口唇感覚すべての知覚の基盤になります。最初に「舐める」感覚、次に「触れる」感覚が育ちます。こうして初めて、形や距離、表面の形状を記憶の底に覚え込むこと

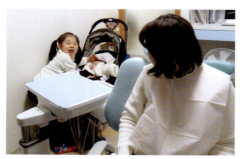

図❶　ベビーカーで来院された場合、診療時は赤ちゃんを乗せたままユニットの隣に置く

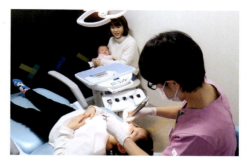

図❷　「お姉ちゃんを見てごらん！」。姉として、赤ちゃんの手本になるよう頑張っている。口腔育成が姉から妹へ伝授され、精神の育成にも繋がる

①乳歯　口腔育成

ができるといわれています[2]。

　大脳皮質の感覚野のどの部分がどの感覚器官と繋がっているか、大脳を基準に感覚器官をあてはめていくと、口唇と指が大きく、胴体のないちょっと気味の悪い小人「ペンフィールドのこびと」が描かれます。

　口から食べものを摂ることは、すべての源になります。知覚は口唇や舌から始まり、最後までその感覚は残るのです。

スプーンを使って離乳食

　生後6ヵ月ごろになると、離乳食が始まります。

　歯科衛生士は、仕上げ磨きのテクニックを指導すると同時に、口腔機能を育成させる食べ方も、指導する必要があると考えます。まず、赤ちゃんの口唇や舌、口腔粘膜に歯ブラシやスプーンで触れて、感覚と刺激を与えることから始めます。これらは、その後の仕上げ磨きや離乳食を与えるときのアドバイスにも繋がります。

　赤ちゃんは、スプーンがどのようなものなのかわかりません。上唇を使い、口を閉じることを覚え、舌を使って食べものの大きさや硬さ、温度などを学習していきます。食べもの一口分をスプーンで一気に入れてしまうと、赤ちゃんは慌ててしまい、味わうことができません。離乳食は、栄養を摂るだけではなく、口腔機能の学習と育成の機会でもあります。歯科衛生士は、食育としてアドバイスすることが重要です。

　食べるメカニズムは、口唇・歯・顎・舌・頬・呼吸などの協調運動です。食べる機能の獲得は、生活習慣病の予防にもなり、本能ではなく学習で発達していくといわれています。

●離乳食を与えるときのポイント
- 姿勢を整える
- 手づかみ食べで、目と手、口の協調を整える
- 一口量を案配する

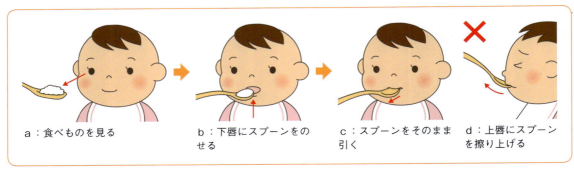

図❸ a〜d 離乳食を与えるときのスプーンの使い方

- スプーン・フォークの使い方で、口唇に適切な感覚を伝える（図3）

離乳食を与える際の注意点
　　　　──感染の窓（1歳6ヵ月〜3歳）

　個人差はありますが、生後6〜12ヵ月ごろまでは離乳食の時期です。1歳6ヵ月ごろになると、軟らかいものであれば大人と同じように食べることができるので、一緒に食事を楽しめます。

　1歳6ヵ月〜3歳ごろは、う蝕の原因菌である、ミュータンス菌に感染しやすく、「感染の窓」と呼ばれてます。この窓は人生で3回開かれ、その第1回目の時期といわれています。感染の窓が閉じると、原因菌の感染は少なくなります。

　「カリエス原因菌の感染源は、その約75％が母親そして約15％が父親で残りの10％が祖父母や保育所の保母さんである」[2]といわれています。つまり、この感染の窓が開いている時期に、う蝕予防を強化することが有効です。子ども自身の歯磨きを熱心に行うことも大切ですが、父母、祖父母の3世代で歯科を受診をすることが、子どものう蝕を予防する近道ではないかと考えます（図4〜8）。

●感染の窓が開く時期のう蝕予防のポイント

- 離乳食時のスプーンを赤ちゃんと分ける
- 食べものを嚙み砕いて与えない
- 口と口のスキンシップを避ける

　ミュータンス菌の感染を防ぐため、上記を配慮したスキンシップの取り方をアドバイスしましょう。

〔渋川〕

【参考文献】
1) 池田正一：はじめが肝心。赤ちゃんの小さな歯を守る！. nico, 12：8, 9, 20, 21, 2013.
2) 日本口腔育成学会（編著）：0歳からの口腔育成. 朝田芳信, 槙宏太郎（監）, 中央公論新社, 東京, 2013：46-73

① 口腔育成　乳歯

- 歯科からの食育
- 仕上げ磨きのテクニック取得が、母親限定にならない
- 口腔機能育成
- 家族で健康寿命を延ばすための予防ができる

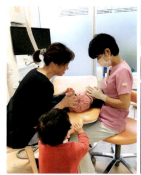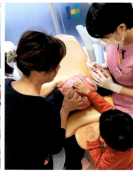

図❹　3世代がプロフェッショナルケアで予防に取り組むと、知識の共有ができる

図❺　子どものプロフェッショナルケアに祖母が付き添い、その様子を母親が撮影している

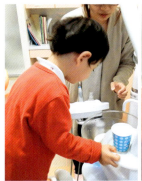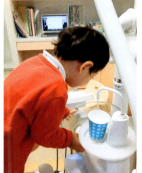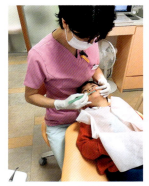

図❻　口腔育成は、参加型が最も重要である。うがいの練習時に、洗面台をきれいに保つという生活のルールも、プロフェッショナルケアのプログラムに組み込む

図❼　マスクで表情が伝わりにくいとき、目を見て語りかけると、子どもは理解してくれやすい

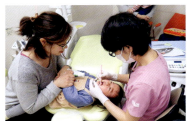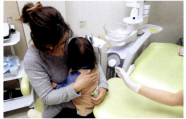

図❽　頑張ってケアが終わると、母親の抱っこが待っている。衛生上、歯科衛生士が子どもを抱っこすることは控えている

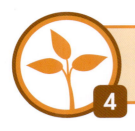

口腔育成
②乳歯と永久歯の交換期から完成期

　乳歯列が完成し、カリエスフリーで安心していられる時期は、あっという間です。6歳臼歯の萌出とともに、ミュータンス菌の「第2の感染の窓」が開かれます。再び気を引き締めて、永久歯のカリエスフリーを目指すとともに、歯並びをきれいにするための口腔機能と顎を育てることも課題になります。口腔育成のビッグイベントのスタートです。親子で息切れをしないよう、重要な混合歯列期のライフステージに寄り添いましょう。

 口唇の筋肉をつける

- ブクブクうがい
- 口腔周囲のマッサージ
- 口の体操（あいうべ体操：図1）
- 歯ブラシによる感覚刺激を与える
- うがい時のコップの使い方

◉口唇の役割

　食べものの形状（温度、硬さ）を察知し、食べ方を調整します。唇を閉じることで咀嚼から飲み込みをスムーズにでき、歯並びを保持して発音をハッキリさせる役割があります。

 頬の筋肉の動きをよくする

- ブクブクうがい、口の体操
- 歯ブラシの背を使い、頬の内側からマッサージ
- 楽器や口笛やティッシュを吹く

◉頬の役割

　楽器を吹くときや飲食物を吸い込んだり、口の中の食べものを、歯から落ちないように支えたりします。こぼれそうな食べものを歯の上にのせた

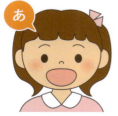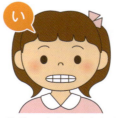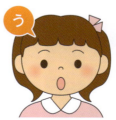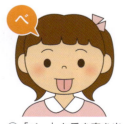

①「あー」と口を大きく開く　②「いー」と口を大きく横に広げる　③「うー」と口を強く前に突き出す　④「べー」と舌を突き出して下に伸ばす

図❶　あいうべ体操（福岡県・みらいクリニックHPより引用改変）

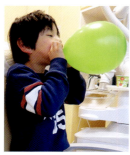 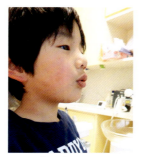

a：風船を膨らませる　　b：口笛を吹く

図❷a、b　口を使った遊びで、「食べる」、「発音する」、「表情を豊かにする」ときに必要な口腔周囲筋を鍛えることができる。行儀が悪いと気にする保護者には、やってよいときと悪いときを学ぶ機会になることも含めて指導する

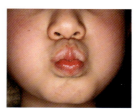 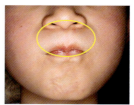

a：口唇付近に水を溜めてもらう　　b：上顎の口腔前庭に水を入れてうがいをする

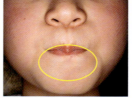

c：下顎の口腔前庭に水を入れてうがいをする

図❸a〜c　ブクブクうがいで口呼吸と口唇閉鎖機能をチェックする。口唇の力が弱いと、すぐに水を吐き出したり、吹き出したりしてしまう

り、咀嚼運動にかかわる役割があります。

　口腔機能の育成には、風船・口笛・シャボン玉・吹き戻しなど、口唇を使った遊びをメニューに取り入れると、楽しみながらトレーニングができます（図2a、b）。

ブクブクうがい指導

　質のよいうがいで、口腔機能を高めましょう。
①しっかり口唇を閉じる
②頬をしっかり膨らませる
③水を10mL（ペットボトルのキャップ2杯分）含んで、ブクブクうがいをする
④ブクブクを10秒間続ける。10秒以上できるようになれば、20、30秒と時間を延ばしていくこのうがいで、口唇閉鎖機能をチェックします。口唇閉鎖が獲得できると、歯並びの改善にもなり、

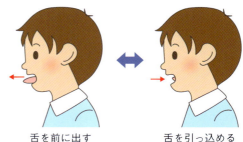

舌を前に出す　　舌を引っ込める
図❹　舌の前後体操

鼻呼吸によって口腔乾燥を防ぎ、歯肉炎やう蝕の軽減にも役立ちます。口輪筋が鍛えられ、口角の上がった笑顔が作れるようになります（図3）。

舌の動きをよくして筋肉をつける

・舌の体操（図4）

ガムトレーニング

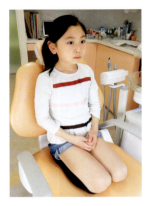

100%キシリトールガムを使用

背筋を伸ばして姿勢を安定させ、鼻でゆっくり呼吸をする

①舌の運動の訓練。ガムを奥歯で左右均等に噛み、軟らかくした後、舌でガムを球状にする

②舌の筋力の訓練。舌でガムを上顎のスポットより少し後ろに張り付ける。舌を当てたまま後ろにずらし、ガムを引き伸ばす

③正しい飲み込みの訓練。ガムを上顎に付けたまま、「ごっくん」と唾液を3回飲む。正しい飲み方ができている場合、ガムは喉に向かって三角形になる

①〜③を1日3分以上繰り返す

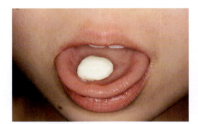
a：①舌の運動の訓練

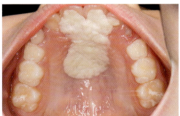
b：②舌の筋力の訓練と、③正しい飲み込みの訓練

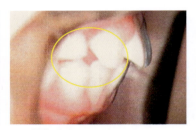
c：低位舌がみられる

図❺a〜c　ガムトレーニングスタート時

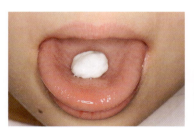
d：①舌の運動の訓練後

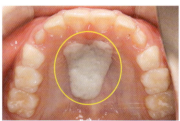
e：②舌の筋力の訓練と、③正しい飲み込みの訓練。ガムが喉に向かって三角形になった

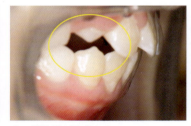
f：低位舌が改善した

図❺d〜f　トレーニング1ヵ月後

- ガラガラうがい
- 歯ブラシでの抵抗法
- 100％キシリトールガムの使用（**図5a〜f**）

◉舌の役割

　飲食物を適切な位置に運び、食べものを噛んでいるときに唾液と混ぜ合わせ、食べものの塊（食塊）を作ります。舌で食塊を上顎に押し当て咽頭に送り込んだり、食べものを味わう役割があります。また、異物を選り分ける働きもします。繰り返しの舌の動きが、歯並びに影響を与えます。

鼻呼吸、姿勢を整える

- ブクブクうがい
- ガラガラうがい
- 胸いっぱいに深呼吸して、肩甲骨を動かす
- 股関節を軟らかくする運動（蹲踞（そんきょ））

　鼻炎の症状がみられたときには軽く受け止めず、耳鼻科への受診をすすめましょう。

6歳臼歯の役割

　第1大臼歯（6歳臼歯）の上下関係は、key to occlusion（咬合の鍵）と呼ばれています。この提唱者であるエドワード・アングル博士は、「アングル分類」で第1大臼歯の位置関係のズレ方をチェックするだけで、将来の歯並びの推移がおおまかにわかるとしています。第1大臼歯は、奥歯で噛み締めて力を出すときの基礎となる部分でもあるため、この歯の有無は人間にとってとても重要なのです[2]。

　歯科衛生士はこの第1大臼歯の萌出にもかかわり、守り育てる役割がある一人です。位置関係のズレに気づいたときは、早急に歯科医師に報告しましょう。

　当院では、本格的な矯正治療開始前にマウスピース型の矯正装置「プレオルソ®」（**図6a、b**）と、口腔機能トレーニング（**図7a、b**）を取り入れています。

　食生活の変化によって顎が萎縮し、歯が並びきれず、歯列不正を引き起こす子どもが増えています。成長ホルモンが多く出ているこの時期に、顎をよく使って食事をすることは、口腔の育成にも繋がります。「しっかり噛んで食べる」とはどういうことか、子どもたちに伝わるよう、指導しましょう。

食事のマナーと正しい飲み込み

　食べるときに、猫背で口を開けてクチャクチャ噛んでいると、下顎が前方に出てしまい、臼歯や頬、舌を使わずに飲み込むようになります。つまり、歯や口腔機能が十分に役割を果たし、成長させるには「正しい姿勢」で食事をすることが重要です（**図8、9**）。

- ご飯茶碗と箸を正しく持つ
- 背筋を伸ばして座り、床に足をつける
- 唇を閉じて、臼歯で噛む
- 少し顎を引き、飲み込む

　唇や頬、舌、喉の筋肉を正しく使って飲み込む、この繰り返しが、口腔機能をよくします。結果、

「プレオルソ®」こども歯ならび矯正法

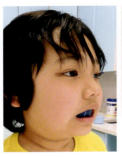
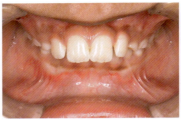
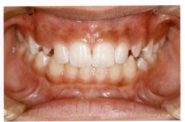

a：術前　　　　　　　　　　b：術後

図❻　プレオルソ®装着

「プレオルソ®」と口腔機能トレーニング

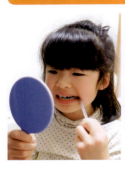
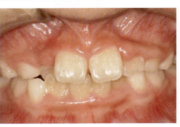
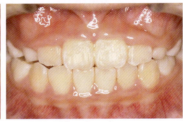

a：術前　　　　　　　　　　b：術後

図❼　割り箸やチューブを使い、左右の奥歯で「正しく噛む」トレーニング

食事のマナーと歯列、身体の成長に結びつきます。

●気をつけたい食習慣10ヵ条[3]

①テレビを消して食事に集中する
②椅子の高さを合わせ、姿勢を安定させる
③早食いを避け、ゆっくり味わって食べる
④前歯で噛み取る習慣をつける
⑤1回の取り込み量を少なめにする
⑥口を閉じて咀嚼する
⑦水分で食塊を流し込まない
⑧空腹を生む生活習慣を工夫する（遊び・間食・飲料・就寝時刻など）
⑨うす味習慣で味覚を育てる（舌温）
⑩家族一緒に楽しくおいしく食べる

永久歯の完成期

　12、13歳ごろになると、永久歯が生え揃います。このころは、前歯や小臼歯あたりで咀嚼し、飲みもので流し込む早食いを改善させたり、歯並び（臼

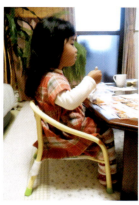 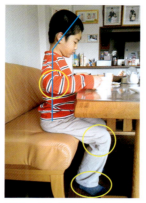 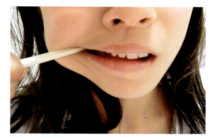

図❽　背筋を伸ばして座り、床に足をつけて食事をすることが大切

図❾　机と椅子の高さが合っていないと「正しい姿勢」にならない。足が床につかない場合は、台を置くとよい

図❿　割り箸を左右の臼歯で噛むトレーニング

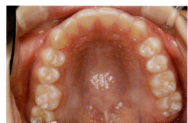 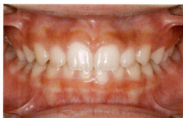 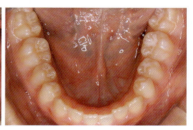

図⓫　カリエスフリー、口腔育成、そして第2大臼歯の完成！

歯の舌側傾斜改善予防）などの口腔機能の育成に取り組んでいきます。

● トレーニング方法

　第1、2大臼歯萌出に合わせ、割り箸を噛んで刺激を与え、咀嚼する部位を覚えます（図10）。刺激した部位で100%キシリトールガムを噛み、「奥歯を使って食べる」ことや、唾液の量、舌、頬、口輪筋の動きを指導します。トレーニングは、食前に行うとよいでしょう。12歳ごろに第2大臼歯が萌出し、永久歯列弓が完成します（図11）。

[渋川]

【参考文献】

1）鈴木設矢，大河内淑子：床矯正・矯正治療のバイオセラピー 食育．床矯正研究会冊子．
2）江口康久万：6歳むし歯 12歳むし歯から子供たちをまもれ 将来の夢のために．扶桑社，東京，2016：56-57．
3）一般社団法人 浜松市歯科医師会：食育支援ガイド・園児編．http://hamashi.com/topics/2014/01/16/

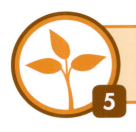

口腔の発育
——歯齢でみる乳幼児の食育指導

　最近、う蝕だけではなく、歯並びや噛み合わせに関する相談が増えています。健全な口腔の発育に早い段階からかかわることができるのが、歯科の特徴です。

　歯科衛生士は、う蝕を診るだけではなく、顎の成長と口腔機能の発達を理解し、子ども一人ひとりの口腔の発育を診ていくことが必要です。

 ### 発育とは

　発育とは、身体の大きさが増す「成長」と、機能や能力が増加する「発達」による個体変化のことです。正しい歯並びや噛み合わせに導くためには、身体の成長とともに、適切な時期に顎の骨も成長することが大切です。

　小児の身体の発育を知るために役に立つものとして、スキャモンの発育曲線があります（図1）。これは、身体の各臓器がどのように発育していくのかをグラフで示したものです。20歳になったときを100％とし、各臓器をリンパ型、神経型、一般型、生殖型の4つに分類し、それぞれの発育パターンが示されています。

　身体は乳幼児期に急速に成長し、その後緩やかになり、思春期になると再び発育のピークを迎え、身長が急に伸びたりして、大人の体形に近づきま

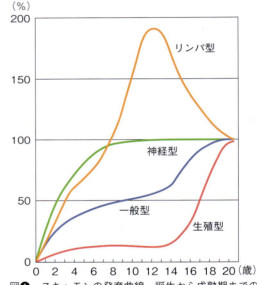

図❶　スキャモンの発育曲線。誕生から成熟期までの発育量を100％とした割合（参考文献[1]より引用改変）

す。一方、脳は出生直後から急激に発育を始め、4～5歳までに成人の80％の大きさに達してしまいます。このように、子どもの発育には、それぞれの部位に特有のパターンがあると理解しておくことは、非常に重要です。

　口腔周囲の発育に目を向けると、上顎骨は中枢神経系、眼、耳、鼻、舌などの感覚器に接してい

ることから、神経型の発育パターンに当てはまり、10歳ごろまでに成長がほぼ終了してしまいます。

一方、下顎骨は身体の成長と同様に、出生直後のピークから、年齢とともにいったん緩やかになりますが、身長がぐんと伸びる思春期に第2の発育のピークを迎える一般型の発育パターンに当てはまります。このことから、上顎骨の発育が先に終了してしまうことがわかります。

発育パターンを理解すると、上顎が10歳ごろまでに適切な大きさに成長していないと、後から成長のピークを迎える下顎が正しく成長しません。歯列不正、不正咬合は、上顎の劣成長が主な原因と考えられています。歯科衛生士は、離乳食が始まるころの早い段階から、子どもの発育を継続的に診ていく必要があります。

口腔の発育状態から離乳食を考える

哺乳期から離乳期に移行する時期の離乳食は、乳幼児の月齢だけではなく、咬合の発育段階に合わせた食べものの形態や、食べさせ方に注意を払うことが大切です。

最近、顎が小さかったり、歯列不正や不正咬合の子どもが増えているのは、食の軟食化によってしっかり咀嚼しなくてもよい食生活になってきていることと、早食いや水、お茶で流し込む食べ方によるものと考えられています。

本来、しっかり噛むという機能を働かせることで、歯が並ぶ顎の骨が成長していきます。しかし、軟食化や早食い、流し込みという間違った食べ方が、健全な顎や口腔の発育を阻害しているのです。

離乳期は、離乳食をとおして食べものを「口に取り込む」、「噛む」、「飲み込む」など、食べる機能を獲得し、口腔が発育していきますが、歯の萌出と機能の発達度合が合致していないと、顎の骨の成長がうまくいかず、歯列不正や不正咬合を招くことになります。

歯科衛生士が、離乳期から健全な口腔の発育を見守り続けていくためにも、歯齢を理解しておくことが重要です。まず、生後8ヵ月ごろ下顎乳中切歯（Ａ）が萌出を開始します。1歳半くらいで第1乳臼歯（Ｄ）が萌出し、2歳までには乳犬歯（Ｃ）が萌出してきます。第2乳臼歯（Ｅ）が2歳半～3歳ごろに萌出し、乳歯列が完成します（**図2、表1**）。

ほしい情報が簡単に得られる現代では、インターネットや育児雑誌などで離乳食のレシピを紹介しているものもたくさんあります。ただ、多くの場合、月齢を基準にしており、歯の萌出や機能の発達にまで注意を払っていることは、ほとんどないようです。顎の成長や口腔機能の発達を見続ける歯科の立場では、歯の萌出に合わせて機能を獲得していけるような、食形態や食べさせ方を意識した食事指導が必要です。

乳歯の萌出時期を覚えることは歯科衛生士にとって必要不可欠ですが、歯や骨の成熟度を示す生理的年齢には個人差があります。このことを理解し、実際の年齢（暦年齢）だけで評価せず、口腔の発育状態から評価するスキルが必要です。

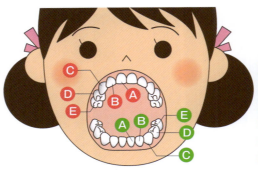

図❷　乳歯の萌出時期

上顎
- Ⓐ 10ヵ月±1ヵ月
- Ⓑ 11ヵ月±1〜2ヵ月
- Ⓒ 1歳6ヵ月±2ヵ月
- Ⓓ 1歳4ヵ月±2〜3ヵ月
- Ⓔ 2歳5ヵ月±4ヵ月

下顎
- Ⓐ 8〜9ヵ月±1〜2ヵ月
- Ⓑ 1歳±2ヵ月
- Ⓒ 1歳7ヵ月±1ヵ月
- Ⓓ 1歳5ヵ月±1〜2ヵ月
- Ⓔ 2歳3ヵ月±3〜4ヵ月

表❶　乳歯の萌出順序（日本小児歯科学会，1988より引用改変）

順序	1	2	3	4	5	6	7	8	9	10
上顎		A	B		D		C			E
下顎	A			B		D		C	E	

正しい口腔機能の獲得が歯列・咬合の形成には不可欠

　人の口腔は、離乳食を通じて口唇、舌、頬、歯が協調運動して機能することで、歯がきちんと生え揃う大きさに成長します。機能の発達は哺乳期から始まっており、口腔内の形態的特徴に合った口唇と舌の動きによって機能を獲得していきます。口唇閉鎖と舌の運動は、健全な口腔の発育過程において重要な役割を果たしています。

　舌の動きは、授乳期の蠕動運動から前後運動に発達し、次に上下運動が加わり、さらに左右運動を獲得し、機能が発達します。舌の上下運動では、上顎に舌を押し付けて食べものをつぶすことによ

り、哺乳期の口腔内にみられる口蓋の深い吸啜窩が徐々に浅くなっていきます。

　前歯が萌出するころには、前歯で噛むことによって歯槽骨が刺激されて前方に成長し、乳臼歯が萌出して奥歯で噛めるようになると、舌の左右運動によって上下の歯列と歯槽骨が側方に成長していきます。

　不正咬合の子どもには、舌突出などの悪習癖がよくみられます。これは本来、離乳期に獲得する舌の上下運動、左右運動が発達せず、授乳期の前後運動ばかりで摂食、嚥下をしていたためと考えられます。その時期に合った機能を獲得できなければ、口腔は正しく発育せず、上顎の発育不全や

歯の舌側傾斜を招き、結果として、歯列不正や不正咬合が起こるのです。

歯科衛生士は、歯が萌出する前から口唇の動きや舌の動き、摂食の仕方など、口腔機能を観察し続けていくことも大切です。

食育指導の進め方

離乳期は、離乳食によってさまざまな口腔機能を獲得する時期です。口腔機能の発達をみながら、離乳食を進めていきましょう（**図3**）。

1．未萌出期：口唇食べ期

●離乳食開始のタイミング
- 首すわりがしっかりしている
- 支えてあげると座れる
- 食べものに興味を示す
- スプーンなどを口に入れても、舌で押すことが少なくなる

授乳期の乳児の口は半開きで、唇を動かす筋肉はあまり使われていません。離乳食を盛ったスプーンを下唇の上に乗せると下顎を閉じ、上下の口唇で食べものを取り込みます（捕食機能獲得）。そして、上下の唇を閉じてゴクンと飲み込めるようになります（嚥下機能獲得）。

●口の中の様子
- 下前歯付近の歯肉が盛り上がってくる

●食べものの形態
- 滑らかにすりつぶしたポタージュ状

●口唇、舌、口角の動き
- 口唇は上唇の形は変わらず、下唇が内側に入る
- 舌は前後運動を行い、取り込んだ食べものを口の奥に送り込む
- 口角はあまり動かない（への字→水平）

2．A|A／A|A 萌出期：舌食べ期

口唇をしっかり閉じて、舌の上下運動で離乳食を上顎に押し付けてつぶすことができます（押しつぶし機能獲得）。食べものの硬さ、大きさ、ねばり、形、温度などを判断できるようになります。

●口の中の様子
- 下前歯が萌出してくる

●食べものの形態
- 舌で押しつぶし、口をモグモグさせて食べられるくらいのもの（指でつまんで簡単につぶせるくらいの軟らかさ）

●口唇、舌、口角の動き
- 上下の口唇がしっかり閉じて、薄く見える
- 舌は前後運動に上下運動が加わる
- 口角は左右の口角が同時に伸縮する（ほぼ水平）

3．BA|AB／BA|AB 萌出期：歯ぐき食べ期

食べものを臼歯部の歯槽堤に移動させながら押しつぶし、唾液と混ぜて飲み込めるようになります。前歯で一口量をかじり取ることを学習します。食べものを手でつかんで食べたがります（手づかみ食べ開始のサイン）。

歯ぐき食べができるようになったかの判別は、とても重要です。食べられずに口から出してしまうようであれば、舌でつぶせる硬さの食べものに戻しましょう。無理に食べさせると丸飲みすることを覚えてしまい、しっかり嚙むことを学習でき

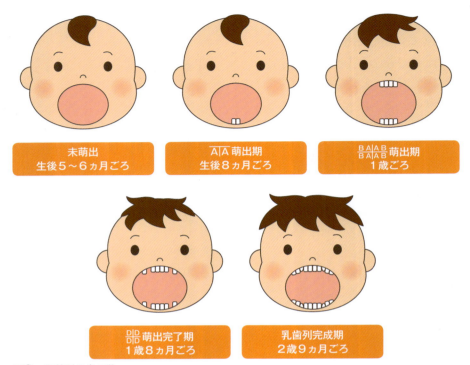

図❸　月齢別の歯の数

なくなります。焦らず様子をみながら指導しましょう。

- ●口の中の様子
- 上下前歯が萌出し、臼歯部の歯槽堤が硬くなる
- ●食べものの形態
- 歯槽堤でも押しつぶせる硬さ
- スティック状などを前歯でかじり取る、臼歯部の歯槽堤で押しつぶせるような形のもの（少し強い力で指でつぶせる硬さ）

- ●口唇、舌、口角の動き
- 口唇は上下唇がねじれながら協調する
- 舌は前後運動＋上下運動に加え、左右運動が可能になる
- 咀嚼側の口角が縮む（片側に交互に伸縮）

4. DD/DD萌出完了期：手づかみ食べ期

　1歳半ごろに第1乳臼歯が萌出し始め、噛む動きが出てきます。1歳8ヵ月ごろには上下の第1乳臼歯の噛み合わせができあがり、噛みつぶしが上達しますが、まだすりつぶすことはうまくでき

ません。

　手づかみ食べでは、食べものを目で確かめ、手でつかんで口まで運ぶ、目と手と口の協調運動を学習します。手づかみ食べは、介助食べから自立食べへの大切な移行期です。

● 口の中の様子
・上下前歯が生え揃い、第1乳臼歯が萌出し始める

● 食べものの形態
・少し弾力があり、簡単に嚙みつぶせる硬さ

● 口唇、舌、口角の動き
・口唇は意識的に自由に形が変えられる
・舌は前後上下左右に複雑に動かすことができる
・咀嚼側の口角が縮む(水平～U字期)

5．乳歯列完成期：歯食べ期

　2歳すぎに第2乳臼歯が萌出し始め、2歳半～3歳ごろにはすべての乳歯が萌出します。第2乳臼歯がしっかり嚙み合うことにより、食べものを咀嚼することが可能になり、ほとんどの食べものが食べられるようになります。上下の奥歯が嚙み合うことで大人に近い咀嚼リズムを獲得し、硬いものも食べられるようになります（**表2**）。

子どもたちの健全な発育と未来のために

　口腔の発育に最も重要な乳幼児期に、誤った食べさせ方をしてしまうと、正しい機能を獲得できず、上下顎の歯列不正・不正咬合を招くことになります。さらに、上顎骨が大きく成長しないと、鼻腔や気道の発育も十分ではないことが多く、口

表❷　離乳期から幼児期前期の子どもが苦手な食材（参考文献[2]）より引用改変）

ぺらぺらしたもの	レタス、わかめ
皮が口に残るもの	豆、トマト
硬すぎるもの	かたまり肉、えび、いか
弾力があるもの	こんにゃく、かまぼこ、きのこ
口の中でまとまらないもの	ブロッコリー、ひき肉
唾液を吸うもの	パン、ゆで卵、さつまいも
匂いの強いもの	にら、しいたけ
誤飲しやすいもの	こんにゃくゼリー、もち

呼吸やいびき、不良姿勢の原因となり、全身にも大きな影響を及ぼしてしまいます。このように、適切な時期に口腔機能と形態が正しく発育することは、口腔内にとどまらず、全身の発育にとっても重要です。そのことを歯科衛生士が理解し、口腔の発育を継続的に観察する目を養うことが必要です。

［中田］

【参考文献】

1) 熊谷啓子，新田晶子，山本肇一：子どもの体力・運動能力と生活習慣等とのかかわりについて―幼児期から児童期における子どもの健全な心と体を育てるために―．http://www.nps.ed.jp/nara-c/gakushi/kiyou/h22/2youji.pdf
2) 朝田芳信，山﨑要一：小児の保健に関する小児科と小児歯科の検討委員会の設立について．一般社団法人 日本小児歯科学会．http://www.jspd.or.jp/contents/common/pdf/download/06_03.pdf
3) 黒江和斗：発育期の不正咬合に対する矯正治療．歯界展望，117，2011．

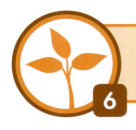

当院の小学校での歯科保健指導の取り組み

　当院は約20年前から、埼玉県新座市内の小学校の学校歯科医を務めています。当初、う蝕の数は、減少方向になりつつあったものの、まだまだ、「むし歯を減らしましょう！」というスローガンだけを掲げ、具体的な取り組みはなされていませんでした。

　当時、私自身は、院長と常勤歯科衛生士のお手伝いとして、学校歯科検診の準備をしたり、養護保健教諭との連絡係を担ったりと、主体的に何かをしているわけではありませんでした。最初は、給食後に歯磨きを促す校内放送を流すお願いをした程度でした（図1）。しかし、養護保健教諭からあまり効果がないという訴えのもと、私も歯科衛生士となり、学校歯科保健指導へ参加することになりました。

　何度も学校側と話し合い、う蝕をなくすためには、まずプラークコントロールが欠かせないことを保護者会で直接説明しました。そして、各家庭において、「早寝・早起き・朝ごはん」とともに「歯磨き」も励行してもらい、規則正しい生活習慣作りへの意識づけを行いました。

　現在は自主的な歯ブラシタイムを行っていますが、給食後に全員がブラッシングをするのは、時間的にも、洗面台の数からも、難しいのが現状です（図2）。

 4月の学校歯科検診

　4月の学校歯科検診では、う蝕ばかりに目を向けるのではなく、ブラッシングのスキルや噛み合わせも確認し、とくに高学年の女子はホルモンの影響も出てくるので、歯肉炎にも注意します。検診の待ち時間には、補佐の歯科衛生士が児童の質問に回答するなど、歯科に関するアドバイスをしています。

　児童と私たち歯科衛生士が直接交流をもてることは、お互いに親近感をもてるよい機会です。児童の発育には個人差があり、乳歯が残存している高学年児童や、成人並みの歯列となっている児童、そしてう蝕だらけの児童など、90名弱の児童でも、口腔内はさまざまです。

　歯科検診の結果は、治療の必要性の有無にかかわらず、児童全員に自分の口の中の様子を伝える説明入りの手紙を渡したうえで、歯科医院で定期的にチェックを受けることで、口腔疾患の予防に繋がると話しています。さらに、治療対象者には、その旨を明記した紙を担任教諭より手渡し、夏休みまでに歯科医院を受診するように指導をしていただいています。同時に、「保健だより」でも、

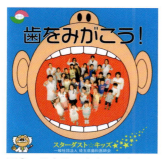

図❶　給食後に歯磨きを促すために校内放送で流してもらっていた曲『歯をみがこう！』（埼玉県歯科医師会のご厚意による）

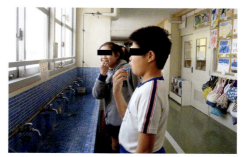

図❷　給食後の歯ブラシタイムの様子（新座市立新堀小学校のご厚意による）

歯科検診の結果を踏まえた注意喚起と歯科受診の呼びかけを保護者に行っています。

歯と口の衛生週間

　歯と口の健康意識を高めるため、5年生がDVDを用いた全国小学生歯みがき大会に参加しました。

　事前学習として、ウルトラフロス（ライオン歯科材）やタフトブラシ、歯ブラシを紹介しました。とくに、ウルトラフロスは認知度が低いので、便利な口腔清掃補助用具として説明しておきました。また、参考までに、フッ化物配合歯磨剤やフッ素ゲルの使用についても簡単に説明をしました。

　あとは、担任教諭とともに、大会内容を収録したDVDに従って学習を行います。DVDによる学習は受け身なので、なかなか実践に繋がりにくい面もあります。男子はふざけやすく、女子は鏡を見つめて、とてもまじめに取り組む傾向があります。男女ともに、口臭予防には興味を示します。大会参加はプラークコントロールの大切さと、そのためには正しい歯磨き方法の習得が大事であることを意識づけるよい機会になっており、今後も参加を継続する予定です。

　歯みがき大会の参加と並行して、児童保健委員会が歯と口の健康に関するポスターを作成し、掲示をしています。

夏休み前の指導

　夏休み前の指導として、歯科検診時に要治療対象者に配布した紙が戻ってきていない家庭には、同紙を再配布してもらいます。夏休み中は、間食やスポーツドリンクの摂りすぎについて注意を促

し、栄養指導も行います。また、お昼のブラッシングが励行されなくなるので、家族に協力してほしい旨を「保健だより」に掲載してもらいます。夏休みの課題として、歯磨きカレンダーも実施しています。

 ### 秋の健康委員会

PTAへの働きかけをします。2016年度は、最近テレビでも報道されるようになった「歯と全身とのかかわり」について、学校歯科医からの講話を実施しました。歯を正しく磨けないと、プラークコントロールが不十分で、う蝕や歯周疾患をはじめ、肺炎・心臓病・脳血管疾患と、全身の健康を脅かし、死に至る場合もあることを説明しました。また、家族一体となって取り組むことが大切であると強調します。実際に、資料を見ながら説明されると理解が深まりやすく、歯を磨くと健康寿命が延びるというこちらの意図は、かなり伝わったように感じます。

 ### 保健指導の授業

保健指導の取り組みとして、発達段階を考え、系統的に歯に関する学級指導を全クラスで実施します。食べる、話す機能との関連性も踏まえた授業を行い、児童の知識や実践力を高めています。2017年のテーマは、図3のとおりです。

具体的には、養護教諭の先生とともにスライドを作成し、授業のシナリオをまとめます。歯科衛生士は、ゲストティーチャーという位置づけです。また、同時に食にも焦点をあてて、学校栄養士とも連携して、食育指導のテーマにも沿った効果的な学習を協力して行います。

 ### 5年生への授業例

5年生に行った保健指導の授業では、院長と歯学部の学生とともに、3人態勢で臨みました。まず、健康な歯肉と炎症のある歯肉のスライドを見せて比較してもらい、その違いを伝えました（図4）。そして、正しく歯を磨かないとプラークが残り、口腔内の環境が損なわれ、歯肉炎やう蝕の原因となることや、口臭の原因にもなることを説明しました。小学校高学年は、乳歯が残っている児童もいれば、永久歯が萌出途中で歯の高さが異なり、歯を磨くのが難しい児童もいます。成長期なので、ホルモンバランスの影響を受けて、歯肉が腫れやすい時期でもあると伝えました。

児童にとって、プラークという言葉はあまりなじみがありません。プラークは、生きた細菌の塊であることを伝えるために、細菌叢の動きを動画で見せると、「うわ～、気持ち悪い」と驚きの声があがり、児童のリクエストに応えて、もう一度動画を見ました。そのうえで、磨きにくい部位の説明と、磨き残しがあるとプラークによって歯肉炎が発症することを再度伝えました。

次に、鏡を手にしながら、自分の歯肉を見てもらい、チェックシートに記入させました（図5）。自分の口腔内をしっかり見たことがない児童もいて、「これってよいのかなぁ、悪いのかなぁ？

当院の小学校での歯科保健指導の取り組み

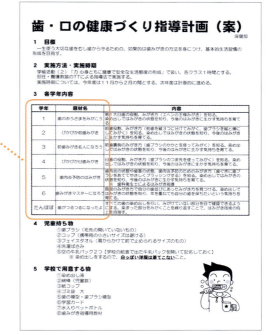

図❸ 2017年の保健指導のテーマ（新座市立新堀小学校のご厚意による）

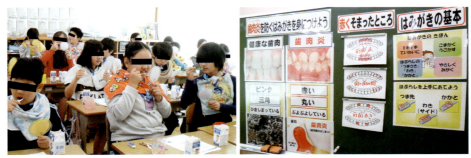

図❹ 左：5年生に保健指導の授業を行ったときの様子。右：さまざまな資料媒体を使いながら、歯磨きの大切さを伝えた（新座市立新堀小学校のご厚意による）

図❺　各種資料例

　よくわからない」と、あちらこちらから、疑問や質問の声がありました。
　それから、綿棒を使って染色液を歯面に塗布させて、染め出しを行いました。このとき、「うまく塗れません」とあちらこちらから声が寄せられ、手分けをしながら塗ってあげました。染め出しの結果、赤くなったところが磨き残した箇所であり、それがどこかをチェックシートに記入させ、2～3名に発表してもらい、結果を共有しました。

　次に、染め出された箇所を歯ブラシでどう落とすかを教えました。まず初めに、模型を使用しながら、歯磨きの基本を説明します。そして、歯肉炎予防としては、歯と歯肉の境目に歯ブラシを当てることが大切で、歯ブラシの当て方やブラッシング圧について具体的に解説しました。また、歯肉炎に伴う出血にも触れ、血が出たら歯磨きをやめるのではなく、丁寧に磨くことが大事であると強調すると、驚きの声があがりました。偏った食

表❶ 小学6年生の第1大臼歯における1人平均DMF指数とむし歯の処置率(埼玉県歯科医師会と新座市立新堀小学校のご厚意による)

		1人平均DMF指数	むし歯処置率(％)
埼玉県平均	28年度	0.25	82.1
新堀小学校	25年度	0.46	74.1
	26年度	0.44	79.4
	27年度	0.40	90.1
	28年度	0.28	80.4

生活をしていると、炎症が起きやすくなるので、バランスのよい食事が大切であることも補足しました。

一連の説明を踏まえて、各自で歯磨きをさせ、落としたい部位に歯ブラシが当たっているかどうかを体験してもらいました。矯正治療中であったり、叢生気味であったり、歯面が真っ赤すぎたりなど、口腔内の状態はさまざまで、あちらこちらから手が挙がり、私たちは直接指導に走り回りました。一方で、一部の女子は、この授業のためにいつも以上によく磨いてきたといって、実際非常によく磨けていました。

最後に、歯肉炎予防のために取り組みたいことや授業の感想を数名に発表をしてもらい、ワークシートに記入させました。また、歯磨きカレンダーを配布して、これから1週間は"がんばりウィーク"として、今日の学びの継続を促しました。

今後の展望

本項で取り組みを紹介した小学校では、2018年度より、埼玉県学校歯科保健コンクールへの参加を見据えており、予防の専門家として、私たちはよりいっそう力を尽くしたいと考えています。

栄養指導に関しては、学校栄養士との連携を深めていくことが課題であり、今後改善していきたいと思います。

毎年行われる学校歯科保健状況調査票のうち、小学6年生の第1大臼歯についての数値をみると(**表1**)、改善されてきていることがわかります。う蝕の状況も、埼玉県平均と比較して、まずまずのところに位置していますが、まだまだ改善の余地があるので、さらなる高みを目指したいです。

[石川]

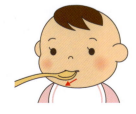

Chapter 2 成人期

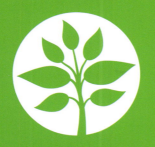

1 成人のプラークコントロール
　①プロフェッショナルケアの秘訣
2 成人のプラークコントロール
　②唾液検査・位相差顕微鏡の活用
3 成人のプラークコントロール
　③適切なセルフケア習得のために

奥山洋実（1の一部、青木 薫共著）

4 全身疾患と口腔衛生の関連
　──私の職場の取り組み
5 歯科予防と禁煙の重要性

福島陽子

6 生活習慣病の予防
　──数値を読める歯科衛生士に
7 ライフスタイルに起因する酸蝕

山本典子

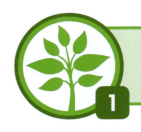

成人のプラークコントロール
①プロフェッショナルケアの秘訣

　プラークコントロールという言葉が使われるようになって久しいですが、一般的に、患者は「ブラッシング」として捉えていることが多いようです。

　プラーク（歯垢）は、バイオフィルムのもとであり、歯を失う二大疾患（う蝕・歯周病）は、バイオフィルムが関与しています。バイオフィルムの除去を行い、う蝕、歯周病になりにくい口腔環境を整えることが、プラークコントロールの目的です。

　口腔衛生の維持・向上には、セルフケアとプロフェッショナルケアの両輪で、プラークコントロールを徹底することが不可欠です。そして、歯科衛生士は、このバイオフィルムについて十分に理解し、患者に伝え、さらにメインテナンスでは最小限の生体侵襲で、バイオフィルムの除去に努めなければなりません。これが、プロフェッショナルケアの極意なのです。

 歯科疾患実態調査から

　最新2016年の歯科疾患実態調査の結果では20歯以上の自分の歯を有する者は、いずれの年齢階級においても調査の回を重ねるごとに増加傾向にあります（**図1**）。

　75～84歳未満の8020達成者の割合（80歳で20本以上の歯を有する者の割合）から、51.2％と推計され、確実に増加しています。しかしその反面、80～84歳では30％の人が総義歯を装着しており、まだまだ健康な自分の歯で一生食べられているとはいえないのが現状です。また、ブリッジの装着者が50代前半で30％を超え、部分床義歯が60代後半で30％を超すということから、補綴の再治療を繰り返しながら歯を喪失しているということがわかります（**図2**）。

　近年、歯の健康に対する国民の意識は高まっていると感じます。歯科疾患実態調査でも、デンタルフロスや歯間ブラシを用いた歯間部清掃を行っている者は全体の30.6％、40～70代の女性においては5割以上がデンタルフロスや歯間ブラシを用いた歯間部清掃を行っていることがあきらかになっています（**表1、図3**）。

　それにもかかわらず、歯肉に炎症がある者（歯肉出血を有する者）の割合は、若年者から高齢者にかけて、どの年代でもおおむね25～45％と、決して少なくはないということに気づきます（**図4**）。とくに歯周疾患は重症化するとコントロールが難しくなるため、若い世代からの定期的なメインテナンスでのバイオフィルムの除去や、ホームケア指導も含めた患者教育が、う蝕や歯周疾患

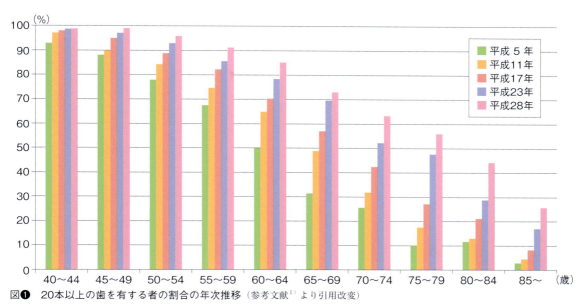
図❶ 20本以上の歯を有する者の割合の年次推移（参考文献[1]より引用改変）

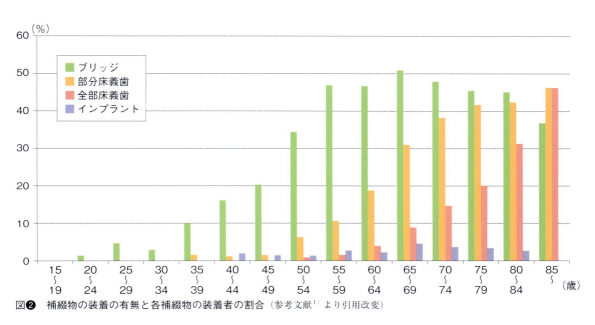
図❷ 補綴物の装着の有無と各補綴物の装着者の割合（参考文献[1]より引用改変）

① 成人のプラークコントロール
プロフェッショナルケアの秘訣

表❶ 歯や口の清掃状況、性・年齢階級別（参考文献1）より引用改変）

	年齢階級	被調査者数（人）	歯ブラシを用いた歯磨きに加えて行う歯や口の清掃（％）				行っていない
			行っている[注1]				
			総数[注2]	デンタルフロスや歯間ブラシを使った、歯と歯の間の清掃	舌の清掃	その他	
	総 数	2,868	53.7	30.6	16.6	6.5	53.2
男	1～4	100	20.0	11.0	6.0	3.0	83.0
	5～9	158	29.1	18.4	8.9	1.9	70.9
	10～14	127	25.2	15.0	7.9	2.4	76.4
	15～19	96	26.0	12.5	9.4	4.2	77.1
	20～24	90	37.8	17.8	16.7	3.3	68.9
	25～29	87	60.9	25.3	29.9	5.7	51.7
	30～34	114	57.9	25.4	25.4	7.0	51.8
	35～39	155	60.6	31.0	23.9	5.8	48.4
	40～44	185	63.8	34.6	25.9	3.2	50.8
	45～49	161	60.2	34.8	20.5	5.0	49.7
	50～54	178	54.5	29.2	18.0	7.3	51.7
	55～59	184	57.6	37.0	14.1	6.5	48.4
	60～64	224	60.7	38.8	13.4	8.5	47.3
	65～69	337	65.3	41.2	15.4	8.6	43.0
	70～74	240	69.2	37.9	19.2	12.1	38.3
	75～79	206	58.3	36.4	14.6	7.3	50.5
	80～84	135	57.8	31.1	18.5	8.1	45.9
	85～	91	36.3	20.9	8.8	6.6	61.5
	総 数	3,410	74.5	46.3	22.3	5.9	39.2
女	1～4	101	28.7	19.8	6.9	2.0	71.3
	5～9	153	31.4	23.5	5.2	2.6	67.3
	10～14	123	26.0	17.1	7.3	1.6	74.8
	15～19	110	37.3	16.4	19.1	1.8	64.5
	20～24	96	53.1	22.9	24.0	6.3	59.4
	25～29	85	77.6	36.5	36.5	4.7	42.4
	30～34	164	75.0	39.6	31.1	4.3	36.0
	35～39	191	80.6	48.7	28.3	3.7	33.0
	40～44	263	88.6	54.0	30.0	4.6	30.8
	45～49	215	85.1	54.0	24.2	7.0	32.6
	50～54	212	81.1	54.7	21.7	4.7	32.1
	55～59	240	93.3	63.3	22.1	7.9	24.6
	60～64	276	85.1	60.9	19.6	4.7	30.8
	65～69	373	92.2	57.4	25.2	9.7	28.4
	70～74	269	86.6	54.3	24.5	7.8	34.6
	75～79	242	84.7	52.5	25.6	6.6	30.2
	80～84	165	63.0	37.0	18.8	7.3	44.8
	85～	132	49.2	23.5	15.9	9.8	56.8

注1：複数回答可、注2：いずれか1つでもある者

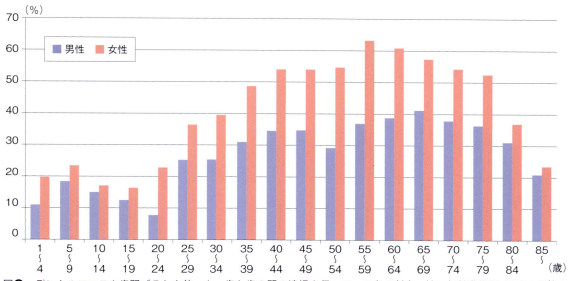

図❸ デンタルフロスや歯間ブラシを使った、歯と歯の間の清掃を行っている者の割合、性・年齢階級別（参考文献[1]より引用改変）

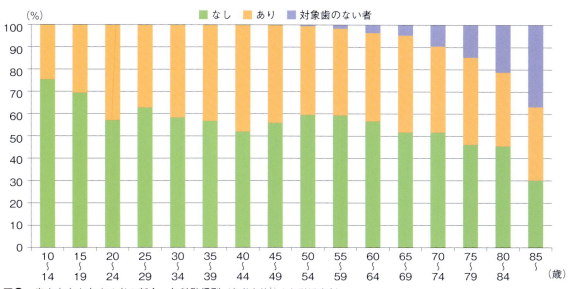

図❹ 歯肉出血を有する者の割合、年齢階級別（参考文献[1]より引用改変）

① 成人のプラークコントロール プロフェッショナルケアの秘訣

を予防するために重要と考えられます。さらに、プラークという狭い視野にとどまらず、患者の食生活にも目を向けることも大切です。糖分の過剰摂取は、う蝕だけでなく、歯肉の炎症にもかかわるということから、患者各々の食生活を把握し、適切なアドバイスができなくてはなりません。

　世界保健機関（WHO）では、肥満や生活習慣病を予防するため、脂肪・炭水化物・糖類などの1日の摂取量を示すガイドラインを制定しています（WHO: WHO calls on countries to reduce sugars intake among adults and children. http://www.who.int/mediacentre/news/releases/2015/sugar-guideline/en/）。

　遊離糖類、つまり単糖（ブドウ糖、フルクトース）、二糖（ショ糖、砂糖）に該当する摂取目標は、1日に摂取する全カロリーのうち10％未満としていましたが、2013年に新しいガイドラインが発表され、肥満や生活習慣病を防ぐために、遊離糖類の推奨摂取量をさらに少ない、「1日5％未満」に控えるよう呼びかけています。患者と長くかかわることができる歯科衛生士は、患者に歯の健康をとおして、健康的な食生活に目を向けてもらえるような指導が望まれます。PMTCやSRPなどの手技だけでなく、こうした患者教育ができることも、歯科衛生士の「プロフェッショナルケア」といえるのではないでしょうか。

🌿 プロフェッショナルケアの意義を伝える

　歯科医療従事者は、セルフケアでは除去できないバイオフィルムをプロフェッショナルケアで対処します。この手法に、PMTC (Professional Mechanical Tooth Cleaning) があります。この際、バイオフィルムの説明が必要となります。バイオフィルムを単に細菌の塊と説明すると、患者は、手っ取り早く洗口剤で殺菌することをイメージします。大切なのは、日々のセルフケアを行うこと、セルフケアで取りきれないバイオフィルムを、機械的かつ物理的に除去することが効果的であると伝えます。加えて、定期的にプロフェッショナルケアを受けることの必要性を伝え、メインテナンスでの来院に繋がるように説明します。

　実際に患者の口腔内を診る際、プラークの量よりも、その質がう蝕や歯周病の罹患度にかかわることを念頭に置きましょう。とくに、ミュータンス菌が多く存在するプラークは、プラークの染め出し剤で、染まりにくい傾向があります。一通り染め出しをして、プラークを除去した後、よく乾燥して、再度、染め出しをしますが、この際、再び染め出されるプラークは、カリエスリスクの高いバイオフィルムと考えられます。このようにセルフケアで除去しきれなかった、再度、染め出されたバイオフィルムを除去するのがPMTCの目的であり、プロフェッショナルケアの役割であると考えます。PMTCでは、確実にバイオフィルムを除去しなければなりませんが、同時に過剰に行うことにより、修復物および歯面を侵襲しないように注意する必要があります。

　そして、プラークコントロールが必要なのは、

歯肉縁上だけではありません。歯肉縁下は、研磨剤を使用するPMTCができませんので、SRPがプラークコントロールということになります。SRPは、主に歯石を除去することが目的なのですが、「プラークコントロール」という言葉は、"プラークを制御する"という意味ですので、SRPもプラークコントロールの一環です。

確実なSRPを実施するための条件として、正確なキュレットスケーラーの操作が第一に挙げられます。適切なポジションと正しい把持法を守り、マネキンや顎模型、相互実習などで繰り返しトレーニングを行い、基本操作を習得できていることが必要です。

また、確実なSRP実施に大切なことはそれだけではありません。口腔内の観察、プロービングや口腔清掃状態などの各診査が正確にできること、X線写真の読影ができることも重要です。それをもとに炎症の箇所や程度を把握し、SRPの方法や順序立てを考えるのです。そのためには、歯周組織を正確に理解していることが必須ですし、歯根形態も頭に入れておく必要があります。シャープニングも同様です。砥がれていないキュレットスケーラーで確実なSRPは望めません。そのためには、シャープニングのテクニックだけではなく、キュレットスケーラーの形態の理解も必要です。そして、実際にSRPを実施するときは、PMTC同様、修復物のマージン部や歯根面を侵襲しないように細心の注意を払います。

歯肉縁下はセルフケアができませんので、完全にプロフェッショナルケアの範囲ですが、歯肉縁上のプラークコントロールが成功していなければ、歯周病の改善は望めません。前述のとおり、歯肉縁下のプラークコントロールも、セルフケアとプロフェッショナルケアの両輪が必要といえます。

昨今、メインテナンスに通う患者が増えていると感じています。その方たちのなかには、「きちんとメインテナンスに通っていれば、う蝕や歯周病にならない」、「すべて歯科衛生士にお任せ」という他力本願な方もいます。日々のセルフケアが基本であり、セルフケアで取りきれないバイオフィルムを除去するのが、メインテナンスにおけるプロフェッショナルケアであると、それぞれの目的・役割を患者に理解してもらいましょう。セルフケアとプロフェッショナルケアの両輪で予防する大切さを伝えます。

歯を守るパートナーとして歯科衛生士がフォローしていくことを伝えるのも大事ですが、責任を歯科衛生士がすべて負うというイメージを患者がもってしまわないように配慮することも、患者と長くメインテナンスでお付き合いしていくうえで必要なことと考えます。　　　　　　　　［奥山・青木］

【参考文献】
1）厚生労働省：平成28年歯科疾患実態調査結果の概要 永久歯の抜歯原因調査報告書．http://www.mhlw.go.jp/toukei/list/dl/62-28-02.pdf

① 成人のプラークコントロール プロフェッショナルケアの秘訣

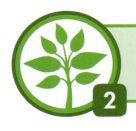

成人のプラークコントロール
②唾液検査・位相差顕微鏡の活用

　本項では、セルフケアを徹底する重要なツールとして、唾液検査と位相差顕微鏡の有用性に関して、お伝えします。

 適切なセルフケアを徹底するために

　う蝕予防にフォーカスした唾液検査の詳細を以下に示します。

1. 唾液検査で口腔内の状況を知る

　歯科衛生士には、患者のリスクや状況に応じた保健指導が求められます。そのツールの1つとして、唾液検査の実施を推奨します。

　近年、手軽に実施でき、かつ手ごろな唾液検査が増え、導入しやすくなっています（図1、2）。う蝕は、多因子性疾患なので、さまざまなリスク因子を知り、予防するために自分には何ができるのか、気づきを与えることが重要です。

1）唾液検査時のポイント
- 検査結果を冷静に判断する（一喜一憂しない）
- リスクに応じた気づきを与えるためのアドバイスをする
- 食後のpHの変化（ステファンカーブ）と脱灰・再石灰化の説明をする（図3）
- う蝕予防に重点を置いた食生活のアドバイスをする（糖分の摂取方法とコントロール）

2）食生活へのアプローチ

　唾液検査により、患者のさまざまな情報や生活背景を知ることができます。とくに重要なのは、食生活へのアプローチです。

　食生活に関する問診の項目を、
- 家族構成（調理者は誰かなど）
- 食事の回数、および時間など
- 間食の有無と内容
- 水分摂取（種類や頻度など）

●子育て世代の方

　会話のなかでさりげなく、家族情報（既婚・未婚・子どもの有無など）を聞き出します。とくに子どもの食生活は、親の食への意識が反映され、さらに次世代へ引き継がれる可能性があります。たとえば、幼児期から朝食に菓子パンを与えられて育った子は、それが普通となり、食生活が改善されないまま親になると、同様にわが子にも、朝食に菓子パンを与えるという、負の連鎖が起こってしまいます。味覚が形成される乳幼児期に、甘いもの好きにしないよう、できるだけ食材そのもののおいしさを経験させることが大切であると伝えましょう。

●高齢者

　高齢者の世帯状況（独居であるか否か）、食生

② 成人のプラークコントロール・唾液検査・位相差顕微鏡の活用

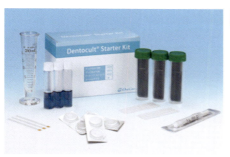

図❶a　デントカルト（オーラルケア）

ミュータンス菌
う蝕の
きっかけを作る菌

少ない　　多い

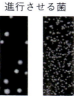

ラクトバチラス菌
う蝕を
進行させる菌

少ない　　多い

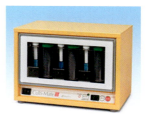

図❶b　デントカルト専用定温器 カルチメイトⅢ（オーラルケア）

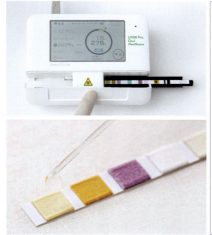

図❷　SMT（ライオン）

活の内容などを聞き取ります。しっかり食事が摂れているか、低栄養や偏食の傾向はないか、糖分摂取が多くないかを把握し、適切なアドバイスをします。また、慢性疾患による服用薬が多い方は、唾液の減少が顕著です。唾液の分泌量が十分であるか、口渇を感じていないかなどをチェックしま

しょう。処方されている薬剤の情報を共有することも大切です（医科・歯科の一元管理）。

2．唾液検査の有効性

　唾液検査の結果を通して、"歯を守る唾液の力"を理解し、咀嚼の大切さ、唾液の力を活かす食生活などに関して、一緒に考えます。

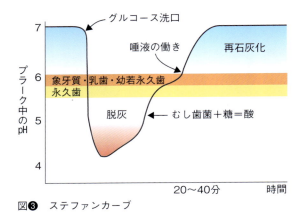

図❸　ステファンカーブ

　また、唾液検査を有効活用するためには、コミュニケーション能力が問われます。時には、受付やスタッフとの雑談のなかで、患者が自身の食生活について話してくれることもあります。そういった情報を院内のスタッフと共有し、全員で患者をサポートすることが望ましいと考えます。患者への説明で、「こうしましょう」、「こうすべき」という表現は、一方的な押しつけとなります。日常生活において、何を改善できるのかを一緒に考えることが重要です。「これならできそう」、「今日からこうしたい」という言葉を患者から引き出せるような説明が大事なのです。

　食べることは、日々の楽しみの1つでもあります。健康に留意した食生活を送るために、ストレスなく、かつ合理的で達成可能なアドバイスが望まれます。

　そして、食生活の見直しは、歯科疾患だけでなく、糖尿病などの生活習慣病予防にも繋がります。唾液検査の結果で、ミュータンス菌が多かったからと、キシリトールガムやフッ化物配合製品をすすめるという画一的なアプローチばかりでは、なかなかセルフケアの必要性は理解されません。自身のリスクを知り、健康的な生活を送ることが、全身の健康に繋がるというようにお伝えします。

　唾液検査の説明をとおして、患者の健康観を高められることは、歯科衛生士としてのやりがいでもあり、腕の見せどころでもあります。また、家族単位で患者を診ることができる、かかりつけの歯科医院の存在は、小児から成人・高齢者まで、ライフステージを通じて、口腔の健康ばかりでなく、健康寿命の延伸に寄与できると考えます。

位相差顕微鏡

　適切なセルフケアを習得するためには、自身の口腔状態を知ることが重要であり、それは唾液検査と位相差顕微鏡の使用が効果的です。位相差顕微鏡の実際をお伝えします（**図4a～e**）。

［奥山］

【参考文献】
1）Herbert F. Wolf, Edith M, Klaus H. Rateitschak：ラタイチャーク カラーアトラス歯周病学 第3版．日本臨床歯周病学会（監），加藤 熈，大口弘和（総監訳），船越栄次，川崎 仁，鈴木文雄（監訳），永末書店，京都，2008．

②成人のプラークコントロール・唾液検査・位相差顕微鏡の活用

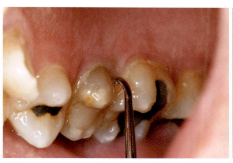
図❹a　できるだけ隣接面の歯頸部の歯周ポケット内からプラークを取る

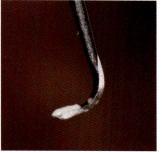

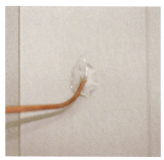
図❹b　水滴を垂らして、プレパラートの上で撹拌

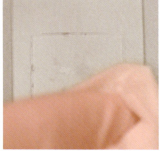
図❹c　カバーガラスを乗せて、ティッシュペーパーなどで溢れた水分を拭き取る

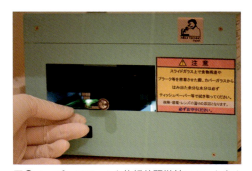
図❹d　プレパラートを位相差顕微鏡にセットする

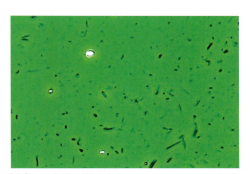
図❹e　細菌が観察される

図❹a〜e　位相差顕微鏡の活用手順

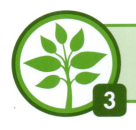

成人のプラークコントロール
③適切なセルフケア習得のために

　歯科疾患の予防には、セルフケアとプロフェッショナルの両立が重要です。本項では、口腔衛生の維持・向上に不可欠である、適切なセルフケアの習得に関して、そのノウハウをお伝えします。

 セルフケア習得のポイント

1．セルフケアの意義・目的を伝える

　セルフケア指導をするうえで重要なのは、患者がブラッシングを行うことの意義を理解しているかどうかです。つまり、必要性を理解していないために、セルフケアが不十分でプラークが残っているのか、あるいは、必要性を理解しているが、ブラッシングのテクニック不足で、プラークが残っているのかを見極めます。セルフケアの意義を理解していない患者に、いくらプラークを染め出し、磨き残しを指摘してテクニックを教えても、行動変容に繋がりません。まずは、プラークが何であるかを患者に伝えることが、セルフケア指導のはじめの一歩といえます。また、プラークを食物残渣（食べかす）と認識している患者が多いと感じます。

　セルフケアは、自身で細菌を減らす手段であること、そして、二大歯科疾患（う蝕・歯周病）は、細菌により発症することを、しっかり伝えなくてはなりません。また、ブラッシングのみでは、約7割しかプラークを除去できないことも説明し、同時に歯間清掃（デンタルフロス・歯間ブラシ）の必要性を伝えます。さらに、歯を守る唾液の説明を加えます。唾液が作用しにくい隣接面は、リスクが高いので、歯間清掃の重要性を理解してもらいます（唾液については、前項参照）。

2．デンタルフロスのススメ

　デンタルフロスや歯間ブラシは、食物残渣を取る楊枝の代替品ではなく、歯ブラシと同時にプラーク除去に必要なツールであることを伝えます。

　デンタルフロスの習慣は、子どものころに身につけておきたいものです。というのも、高齢期になってからのデンタルフロスの使用は、テクニック的にもさることながら、習慣化するのは困難であるからです。しかし、筆者の経験上、粘り強く練習（指導）することで、多くの高齢者がデンタルフロスを使用できるようになっています。指導する側が、はなから"高齢だから難しい"と決めつけないで、メインテナンスの際に少しずつ身につけてもらいましょう。

3．具体的なデンタルフロスの使い方

　まずは、「上の前歯からやってみてください」と伝えます。これにより、デンタルフロスの使用

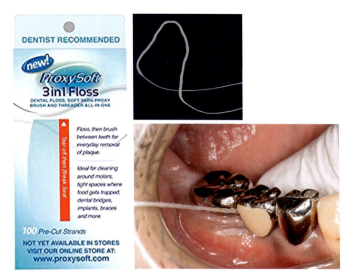

図❶　プロキシソフト 3in1 フロス レギュラータイプ（サンデンタル）

でプラークが取れることを理解してもらい、使用後のスッキリ感や、歯肉の改善などを体験してもらいます。次に、臼歯部にもチャレンジしてもらうという、長いスパンで指導します。患者のペースに合わせて粘り強く指導できるのは、長期にわたるメインテナンスで、信頼関係を築くことのできる歯科衛生士ならではと感じます。

　ブリッジのセルフケアに、歯間ブラシを使用されている方も多くいますが、ポンティックの形態によってはプラークを除去しにくい場合があります。このようなときは、通称スーパーフロス（プロキシソフト：図1）の指導が欠かせません。患者のなかには、ブリッジのポンティックを自分の歯であると思っている方もいますが、支台歯を守る必要性を伝えながら、スーパーフロスの使用をすすめます。

　また、新たな修復物が入り、セルフケアの方法を変更する際は、改めて歯科医師・歯科衛生士によるセルフケアのチェックが必要となります。そして、セルフケアをしやすい修復物の装着（制作）に関して、歯科衛生士・歯科医師・歯科技工士らは、コミュニケーションを取ることも大切です。

　以上のことから、プラークコントロールは、歯科衛生士のみが担うのではなく、チーム医療で行う、医院の総合力が試されます。

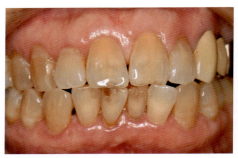

図❷a　エナメル質が薄くなっている。「せっかちだからゴシゴシ磨いてしまう」と患者

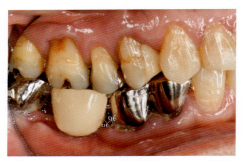

図❷b　咬合によるアブフラクションに、横磨きをしていたと思われる。「歯ぐきを鍛えるために擦るようにしていた」

4．成人の口腔内に多く見受けられるオーバーブラッシング

　日常臨床において、成人の口腔内を見ていると、ブラッシングの影響による歯肉の退縮や擦過傷、歯質の摩耗に多く遭遇します。なかには、歯肉を歯ブラシで擦ることがマッサージになると思い込まれていた方もいます（図2a、b）。いわゆるオーバーブラッシングの弊害です。

1）オーバーブラッシングを防止するための術者磨き

　手磨きによる術者磨きで、正しいブラッシング圧やストロークを知ってもらうことが重要です。具体的な方法として、クール法があります（図3）。一筆書きのようにムラなく磨きながら、適正なブラッシング圧や歯ブラシが歯面に当たっている感覚を伝えることができます。歯ブラシをペングリップで把持して歯頸部に当て、細かく振動させるように磨きます。患者は、ブラッシング圧が何gといわれても理解しづらいので、歯科衛生士による術者磨きで、自身のブラッシング圧やストロークとの違いを体感してもらいます。そして、プラークが残っている部分は、「ここが難しいようですね」などと声を掛けながら、磨いていきます。また、歯頸部の楔状欠損（WSD）を、磨き過ぎが原因であると思っている方も多いものです。咬合のひずみが原因で生じるアブフラクションと、不適切なブラッシングにより生じる摩耗は、違うものであると説明をします（図4）。いずれにしても、根面の露出したセメント質、および象牙質は、プラークコントロールが困難な部位であるばかりでなく、エナメル質よりも脆弱なため、カリエスリスクの高い部位なので、なるべく歯質を損傷させず、かつ確実にプラークを除去することが重要です。

③成人のプラークコントロール 適切なセルフケア習得のために

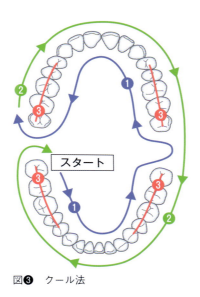

図❸ クール法

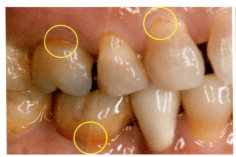 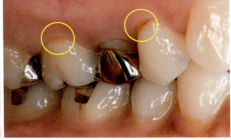

図❹ 咬合による歯頸部アブフラクション

　今回、適切なセルフケアを習得するツールとして、具体的にデンタルフロスと歯ブラシの使用をお伝えしましたが、他にも歯間ブラシや歯磨剤、洗口剤など、セルフケアに欠かせないさまざまなツールがあります。フッ化物の使用も重要です。

　本書は、幼児期〜高齢期のライフステージを通じて、フッ化物の使用法や甘味料についても記載されています。併せてご参照ください。

[奥山]

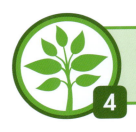

全身疾患と口腔衛生の関連
——私の職場の取り組み

　口腔の健康は、全身の健康に関連しています。その関連性を知ることにより、生涯におけるケアの重要性を認識することで、健康寿命の延伸を目指します。

　私の職場は企業内の診療所なので、対象は成人がほとんどです。健康診断や歯科健診の実施、それらの結果に基づいた対象者への保健指導、重症化予防対策など、社員の健康増進のための予防・改善策を実施しています。

 ### 国の施策とその概要

　健康増進という考え方は、1946年WHO（世界保健機関）が「健康とは、身体的、精神的、社会的に良好な状態をさす」と定義してから、時代に即して改変されています。日本では、1978年に健康診査などによる早期発見、早期治療（二次予防）に重点をおいた「国民健康づくり対策」が開始されて以来、さまざまな対策が講じられてきました。

　2000年からは、疾病に罹患する前に防ぐ一次予防を重視した「21世紀における国民健康づくり運動（健康日本21）」がスタートし、現在はさらなる健康寿命の延伸と健康格差縮小の実現に向けて、「健康日本21（第2次：2013年～）」による活動が行われています。

　なかでも、生活習慣病の予防と生活の質の向上という観点から、"生活習慣の改善・社会環境の整備"が推進されています。口腔の健康についても生活習慣改善目標の1つに組み込まれており、その目標達成に向け、歯科口腔保健に関する知識の普及・啓発や「8020運動」などが推進されています。

 ### 超高齢社会の現状

　わが国では、4人に1人が65歳以上の高齢者となり、すでに超高齢社会に突入しています。このような社会環境の変化は、職場にも影響を及ぼします。

　職場の平均年齢は上昇し続け、生活習慣病のリスクを考えるうえで重要なポイントとなります。20～60代（再雇用を含めれば65歳まで）を占める職域（企業）では、年齢構成の変化に伴って生活習慣病のリスクを高める要素がみられ、リスクの上昇は病気の発症を引き起こすだけでなく、医療費の増加、つまり労働生産性が低下することが予測されます。実際に生活習慣病関連疾患は、医療費のうちの診療医療費の約3割を占め、日本人の死因上位（悪性新生物、心疾患、脳血管疾患）を含む、およそ6割の死亡原因となっています。

職域にとって、社員の健康づくりは最も重要な経営課題となります。

2008年からスタートした特定健診制度においては、レセプトの電子化、健診データの電子的標準化が実現され、全国どこで特定健診を受けても同じ基本項目や様式で、電子的に保険者に蓄積される仕組みが整備されました。このように、現在は健診データの電子化をはじめ、効率的に保健事業が実施されているところが増えています。

 ## 当社の具体的な取り組み

"健康寿命の延伸"の具体策として、医療データと健診データを分析し、効果的な保健事業を展開する全国的な取り組みを「データヘルス計画」と称し、2015年度から健保組合が実施しています。当健保組合は先進的モデル事業に選定され、2014年度から先行実施しています（重症化予防対策は2011年度から実施）。

データヘルス計画は、健保組合だけの事業ではなく、コラボヘルス（会社、労働組合、健保組合）として取り組み、社員の健康保持・増進を積極的に進めています。とくに健康寿命を左右する5つの疾病の重症化予防に重点をおき、高血圧、糖尿病、脂質異常症、40歳未満のメタボリックシンドローム、腎機能異常の対象者となった職員には、関連資料を送付のうえ、保健師が電話で指導、受診勧奨し、重症化予防の対策を講じます。超高リスク者には、産業医面接や専門医紹介を実施しています。

口腔の健康に対しては、健康保険組合機関紙「すこやか」や、社内イントラネットによる口腔の健康に関する情報提供、啓蒙活動、健保直営診療所での定期健康診断に任意で歯科健診を組み込み、受診環境の向上を図っています（**表1**）。

 ## 生活習慣病とメタボリックシンドローム

1. 生活習慣病

「食習慣、運動習慣、休養、喫煙、飲酒などの生活習慣が発症・進行に関与する症候群」のことで、高血圧、糖尿病、脂質異常症、心疾患、脳血管疾患、がんなど、さまざまな疾患を含み、歯周病もその1つに位置づけられています。これらの疾病は、加齢に伴って発症率が高くなります。以前は「成人病」と呼ばれ、一定の年齢になった段階での早期発見・早期治療（二次予防）に重点がおかれてきました。しかし、その発症には生活習慣が深く関与し、これを改善することで疾病の発症・進行が予防できることがあきらかになりました。よって、生活習慣に着目した概念とともに、疾病予防・健康増進（一次予防）が推進されるようになりました。

2. メタボリックシンドローム

「内臓脂肪症候群」とも呼ばれ、肥満、高血圧、耐糖能障害、脂質異常症などの動脈硬化を来す危険因子が1人の患者に集積している病態をいいます。動脈硬化は血管が硬くなったり、血管の壁に脂肪などの固まり（プラーク）が蓄積し、内腔が狭くなった状態で、日本人の死因の1/3を占める

表❶ 2016年度データヘルス計画の内容（明治安田生命健康保険組合「すこやか健保2016 秋」より引用改変）

高血圧・脂質異常症・腎機能異常		未受診者に関連資料を送付のうえ、保健師が電話で指導、受診勧奨。超高リスク者には産業医面接、専門医紹介を実施
40歳未満のメタボリックシンドローム		保健師、看護師、管理栄養士の面談による保健指導
糖尿病	糖尿病保健指導	未受診者に関連資料を送付のうえ、保健師が電話で指導、受診勧奨。超高リスク者に産業医面接、専門医紹介
	血糖自己測定	2ヵ月に1回、連続3日間、1日7回の自己測定。測定記録に基づき主治医、看護師が助言・指導
	尿糖自己測定	排尿時に自分で検査紙によりチェック
	健康リスク改善研修（図1）宿泊型研修	

対象者
糖尿病の重症化予防として健診データ、レセプトデータをもとに産業医と連携し、30人程度を選定

研修内容
糖尿病専門医、産業医、管理栄養士などが講習と個別指導を実施。運動プログラム、低カロリー食の実践と血糖値自己測定を行うことにより、その効果を体験

研修終了後のアフターフォロープログラム
ICT機器（血糖値測定器、血圧測定器、体組成計、活動量計）を参加者に貸与。診療所のフォローを受け、参加者は自己測定を1ヵ月間行い、データは診療所にて集計。そのデータをもとに、糖尿病専門医による診察を受け、健康リスクを解消するためのアフターフォローを実施

図❶ 2016年度健康リスク改善研修の取り組み

虚血性心疾患や脳血管障害の原因となります。

　これらの危険因子は、たとえ単独では軽症でも、いくつか重なることによって動脈硬化性疾患のリスクを上げるとされています。なかでも肥満には、内臓の周り（腹囲）に脂肪が溜まる「内臓脂肪型肥満」と、皮下に脂肪が溜まりやすい「皮下脂肪型肥満」があり、「内臓脂肪型肥満」が動脈硬化を進行させる原因の1つであることがわかってきました。内臓脂肪蓄積に加えて、高血圧、耐糖能障害、脂質異常症のうち2項目を満たすと、メタボリックシンドロームと診断されます。わが国では、2008年度より定期健康診断に「腹囲測定」

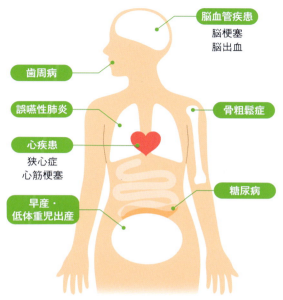

図❷　歯周病が影響する全身疾患

が加わり、「特定健診・特定保健指導」が実施されています。

歯周病と生活習慣病、全身疾患の関係

成人期における歯周病は、近年、種々の調査や研究から、生活習慣病との深い関連性があきらかにされています。この時期に適切な口腔ケアを実施していくことは、将来への健康に繋がる大きなターニングポイントとなります。とくに歯周病と糖尿病、心疾患、肥満などは、互いに影響しながら重症化する傾向があることもあきらかになっています。また、歯周病を治療およびケアすることにより、こうした生活習慣病の改善に役立つこともわかってきています。

歯周病が影響する全身疾患（図2）

1．糖尿病

インスリン（膵臓で作られるホルモン：細胞が血中からブドウ糖を取り込み、エネルギーとして利用するのを助ける）が不足すると、血糖値（血液中のブドウ糖濃度）が高い状態になります（高血糖）。この状態が継続するのが糖尿病です。

糖尿病は、その原因によって4つのタイプに分けられます（**表2**）。

表❷　糖尿病の種類

種類	特徴
1型糖尿病	何らかの原因で膵臓のインスリンを作り出す細胞（β細胞）が破壊され、ほとんどインスリンが分泌されなくなる。子どもや若年者に多くみられる
2型糖尿病	インスリンの分泌障害やインスリンに対する反応が鈍くなり（インスリン抵抗性）、作用が不足する。日本の糖尿病患者の約90％が2型糖尿病であり、中高年に多く、生活習慣病といわれる糖尿病がこのタイプ。早期では食事や運動で血糖コントロールできるが、年を重ねるごとに難しくなるため、治療が必須となる
特定の原因によるその他の糖尿病	遺伝子異常によるもの、他の疾患や薬によるもの
妊娠糖尿病	妊娠中に初めて発見、または発症した糖代謝異常のこと

● 歯周病と糖尿病

　糖尿病は喫煙と並ぶ歯周病のリスク因子です。一方で、歯周病は糖尿病の合併症の1つといわれ、密接な相互関係にあります。糖尿病がコントロールされていないと免疫力が低下し、歯周病を含む感染症に罹りやすくなります。また、炎症を起こした歯周組織では炎症性サイトカインが増え、血流に乗って肝臓、筋肉などの組織に運ばれ、インスリンの働きを妨げて血糖値を上昇させると考えられています。歯周病治療（歯周ポケット内の細菌を除去）をすることで炎症性サイトカインが抑えられ、インスリンの働きが活発になり、改善されることがわかっています。

　糖尿病の治療では、合併症の発症・進行を予防するために、血糖コントロールが重要です。その手段は、食事療法・運動療法・薬物療法の3つが柱となります。

2．心疾患（虚血性心疾患、狭心症、心筋梗塞）

　心臓は心筋と呼ばれる筋肉からなり、全身に血液を送り出すポンプの働きをしています。心臓自体は冠動脈という3本の血管で栄養を届けています。虚血性心疾患は、この冠動脈が動脈硬化などの原因で狭くなったり、閉塞したりして心筋に血液がいかなくなることで起こる疾患です。運動や強いストレスなどで一時的に血液不足となり、主に前胸部、左腕や背中に痛みや圧迫感を生じる状態（痛みの持続時間は数分から15分前後）が狭心症です。さらに動脈硬化が進み、何らかの原因で冠動脈内に血栓ができ、完全に詰まって心筋に血液がいかなくなった状態が心筋梗塞です。心筋梗塞は命にかかわる危険な状態であり、緊急の治療が必要になります。

● 歯周病と心疾患・動脈硬化

　歯周病原細菌が血液中に入り、心臓などに感染

を引き起こすことがあります。また、歯周病原細菌などの刺激によって動脈硬化が進行し、狭心症や心筋梗塞が引き起こされることがあります。高血圧症や脂質異常症などの人は歯周病のケアをし、予防に努め、リスクを軽減する（口腔内を清潔に保つ）ことが重要です。

3．肥満

（メタボリックシンドロームの項目参照）。

4．誤嚥性肺炎

唾液量が少なくなったり、飲み込む力が低下すると、食べものや唾液とともに、唾液中の歯周病原細菌などが気管に入り込んでしまって起こる肺炎のことをいい、高齢者の死亡原因の第1位です。

5．脳血管疾患（脳卒中、脳梗塞、脳出血）

動脈硬化により脳の血管が詰まったり（脳梗塞）、破れたり（脳出血）して脳組織が死滅します。

6．骨粗鬆症

閉経による女性ホルモン欠乏や高齢の男性に多くみられる原発性骨粗鬆症と、若い人でも栄養不足や運動不足、副腎ステロイド剤などの影響で罹患する続発性骨粗鬆症があります。高齢化に伴い増加し、骨折などしやすくなる病気です。

7．早産・低体重児出産

早産とは、妊娠22週以降37週未満の分娩をいい、低体重児出産は2,500g未満の新生児出産をいいます。歯周病に罹患している妊婦は早産、低体重児出産のリスクが高くなるという報告があります。詳細は不明ですが、炎症性サイトカインの影響とも考えられています。

8．喫煙

（次項の「歯科予防と禁煙の重要性」参照）。

以上の疾患は、感染症である歯周病と関連し、全身疾患から考える口腔予防、ケアが重要です。

体の入口である口腔は、大切な器官であり、全身疾患に影響を及ぼします。口腔内を清潔に健康に維持することで、全身疾患の予防が可能となるわけです。また、逆に発症している疾患を適切に治療することで、口腔の健康を維持することも可能であると考えられます。

口腔内の健康維持において、歯科衛生士は患者とのコミュニケーションをとることが、その第一歩となります。対象者の生活環境、職業などの背景を把握し、医療面接において、既往歴の確認、主訴、現在の健康状態、薬の服用の有無および薬剤の種類、口腔内状況（初診での検査など）を聴取することで、疾患の原因解明や改善のための治療方針、保健指導の決定判断が可能となります。患者の全身状態や生活環境を踏まえ、定期的な予防健診（メインテナンスなど）を実施することが、歯科衛生士の役割です。

一見、社会の流れ、背景や取り組みは、歯科領域においては身近に感じにくいかもしれません。しかし、超高齢社会に突入した現在、広い視野のもとで全身から診る健康づくりと健康寿命の延伸（健康で自立した生活）を目指し、多職種との連携、情報交換を行うことで、さらに歯科衛生士の可能性を広げることができることでしょう。　　［福島］

全身疾患と口腔衛生の関連――私の職場の取り組み

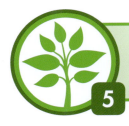

歯科予防と禁煙の重要性

　厚生労働省が喫煙の健康影響に関してまとめた報告書は、1986年から始まりました。2016年9月には、2001年の第3版以来、約15年ぶりに改定されました（タバコ白書）。その背景には、国内外の新たな科学的知見の蓄積や、タバコを取り巻く社会状況の変化がうかがえます。

一次喫煙、二次喫煙、三次喫煙

　タバコの煙のなかには約4,000種類の化学物質が含まれ、そのうち約250種類が有害で、発がん性物質は約70種類といわれています。

　喫煙者（一次喫煙・ファーストハンドスモーク）、他人のタバコの煙を吸うことによる受動喫煙（二次喫煙・セカンドハンドスモーク）、さらにはタバコの煙による有害物質は壁やカーテン、衣類、髪の毛などに残留タバコ成分として健康被害（三次喫煙・サードハンドスモーク）を及ぼすことを認識する必要があります。

　喫煙者（能動喫煙）本人への健康影響として、がん、循環器疾患（虚血性心疾患・脳卒中、他）、呼吸器疾患、妊婦の能動喫煙（早産・低体重児出産、他）、その他の疾患（2型糖尿病の発症・歯周病・ニコチン依存症）が挙げられます。

　受動喫煙は、副流煙と呼出煙（喫煙者が吐き出す煙）の混ざった煙を吸い込むことになり、喫煙者同様に関連疾患の影響が出ます。

　なかでも、子どもに及ぼす影響としては、乳幼児突然死症候群（SIDS）、肺機能低下、気管支喘息、呼吸器感染症（肺炎・気管支炎）、慢性呼吸器症状（咳・痰）、う蝕、歯肉メラニン色素沈着、歯周病など広範囲にわたります。

　さらに残留タバコ成分の臭いは、衣類やソファなどに有害成分が付着して長期間揮発することもわかっており、これらを吸い込んで健康被害を受けることを三次喫煙被害といい、とくに成長期にある子どもが影響を受けやすいといわれています。

　厚生労働省研究班は、わが国における受動喫煙が原因で死亡する人は、年間15,000人（推計）にのぼると発表しました。推計による内訳は、脳卒中で8,014人、虚血性心疾患で4,459人、肺がんで2,484人、乳幼児突然死症候群で73人が死亡するとしています（2014年厚生労働省研究班推計より）。

　2003年（平成15年）には、学校、体育館、病院、劇場、観覧場、集会場、展示場、百貨店、事務所、官公庁施設、飲食店など、多数の人が利用する施設の管理者は、利用者について受動喫煙を防止するために必要な措置をとるように努めなければな

表❶　喫煙が及ぼす病気などへの影響

病気など	影　響
がん	煙に含まれている発がん性物質が口・喉・肺だけでなく、食道・胃・血液・肝臓・腎臓などにも影響する
呼吸器疾患	肺炎などの他、咳・痰・息切れなどにより喘息を悪化させる。また、慢性閉塞性肺疾患（COPD）の原因にもなる
循環器疾患	動脈硬化や心筋梗塞などの発症の要因になる
糖尿病	交感神経を刺激して血糖を上昇させる作用や体内のインスリンの働きを妨げる作用があるため、糖尿病に罹りやすくなる
美容（スモーカーズフェース）	長期にわたる喫煙は、くすんだ肌、目じりや口の周りのしわが目立ったり、深くなり、乾燥した唇、歯や歯肉の変色、口臭などが加わり、年齢より老けてみられたりするため、見た目に大きな差が出る

らないと、健康増進法第25条で定められました。これにより、公共施設での全面禁煙化が進み、喫煙室や企業内での喫煙所、分煙などが実施されるようになり、地方自治体によっては条例を定めて喫煙規制を実施しているところもあります。

　喫煙が害であることは、誰もがわかっています。喫煙者は、タバコは嗜好品であり、個人の意思のもとで習慣的に取り入れていると考えています。しかし、喫煙が病気の原因になるのは間違いなく、それは他人にも影響を及ぼすのです（**表1**）。

 歯周病と喫煙

　喫煙は、歯周病の最大の環境リスクファクターといわれています。口腔は、喫煙によるタバコの煙が最初に触れる器官であり、その影響は大きく、歯周病のリスク増加もあきらかにされています。喫煙本数の多さや喫煙年数の長さが歯周病を引き起こす（リスクを高める）ことや、禁煙後に軽減（リスクを減少させる）することもわかってきています。

1．歯周病に罹りやすくなる（罹患率が高まる）

　煙のなかのニコチンが歯周組織の免疫機能を低下させ、病原菌に対する抵抗力を弱めるために、歯周病への罹患率が高くなります。

2．歯周病の発見を遅らせる

　ニコチンが歯周組織の毛細血管を収縮させるため、歯周病が進行しても出血や腫れなどの症状が現れにくく、歯肉のメラニン色素沈着などにより、炎症が起こっていることをわかりにくくしてしまいます。

3．治療後の治りが遅くなる

　治療後、歯肉が回復しようとする働きにニコチ

ンが影響するため、同じように治療を受けても改善が遅くなりがちです。

4．口臭

タバコ独特の臭いの原因はタールです。これは粘性が高く、時間が経っても口の中に留まります。また、唾液分泌が減少し、口の中が乾燥して口臭が悪化しますが、喫煙者本人は往々にして自覚していません。

歯科による禁煙支援

歯科は、男女さまざまな年齢層の人々に接する機会が多く、健診などの際に繰り返し支援、指導を行うことができます。また、禁煙支援は口腔保健指導のなかに組み入れやすく、本人が直接口腔内を観察できるので動機づけがしやすいのです。このため、喫煙による全身疾患の症状が現れていない段階で禁煙教育を行えます。

このように、歯科医師・歯科衛生士による禁煙治療・支援・誘導はたいへん有効です。通院患者に日常的に禁煙の動機づけを行えば、さまざまな年齢層において、多くの方を禁煙へと導くことが可能です。

禁煙支援の実施

喫煙者に禁煙の声がけをすることが第一歩です。喫煙をしているか（Ask）、禁煙をするしないにかかわらず、禁煙の必要性をアドバイスし（Advise）、禁煙を希望するかどうか尋ね（Assess）、希望者に支援を行い（Assist）、そしてフォローアップの計画を立てます（Arrange）。

禁煙の意思のある喫煙者に対しては、個々のニコチン依存度と生活環境に合わせた適切な薬物療法による支援が行われます。

薬物療法として代表的なのは、ニコチン代替療法です（ニコチン切れ症状を軽減する）。ニコチン代替療法剤には、ニコチンそのものが含まれ、皮膚や口腔粘膜の接触面から徐々に体内に吸収され、禁煙による離脱症状を軽減し、禁煙を補助する仕組みになっています。

ニコチン代替療法剤には、ニコチン以外は含まれず、吸収される量も喫煙によって吸収するニコチンよりも少量で、安全に使用できます。一般的なものとして、ニコチンガムやニコチンパッチがあります（**表2**）。

わが国においては、ニコチンガムは1996年、ニコチンパッチは1999年から使用が認可され、禁煙の有効性が高いと示されています。

2006年には、届け出をした医療機関では健康保険が適用され、2008年から医師による内服薬バレニクリン（ニコチンを含まない経口薬：表2）が使用できます。歯科医院では禁煙補助薬を処方できませんが、2008年以降、一部薬局販売に移行し、医師の処方箋なしで購入が可能となっています。

禁煙外来

禁煙を成功させたい人は、医師による禁煙指導を受けられ、一定の要件を満たせば、健康保険な

表❷　ニコチン代替療法剤

ニコチンガム	噛むことによって口腔粘膜から吸収されて血中ニコチン濃度が上昇し、ニコチン離脱症状を軽減する。効果が出るまでの時間はニコチンパッチに比べて短く、ガムなので半分にカットしたり、噛み方の調整などにより、ニコチン吸収量を調整しやすい
ニコチンパッチ	血中に吸収することによってニコチン渇望を軽減するが、ニコチンパッチへの依存が生じることはほとんどない。標準では8週間の使用。副作用として、接触皮膚炎、頭痛や倦怠感などがみられるが、その場合は使用サイズを小さくする。また、不眠を防ぐために、寝る前に剝がす
内服薬バレニクリン（チャンピックス）	ニコチンを含まない経口薬。脳内のニコチン受容体に結合することで、吸いたいという感情（ドーパミンを調整）を抑制し、禁煙中のイライラを解消する。服用量を調整しながら、無理なく禁煙できる

　どで禁煙治療を受診できます。禁煙治療は処方される薬にもよりますが、自己負担3割なら8～12週間で13,000～20,000円程度です。1日1箱喫煙する方なら、タバコを購入するよりも保険診療の自己負担額のほうが安くなります。

　医科を併設している当診療所も禁煙外来として、禁煙希望者に禁煙治療をすすめています（**図1**）。初回の所要時間は20～30分、2回目以降は約10分、水曜・午前、木曜・午後に実施しています。通院期間は12週間（3ヵ月）です。治療方法は、服用薬（チャンピックス）または貼り薬（ニコチネル）、費用は健康保険の自己負担3割で約20,000円、診療は予約制です。禁煙治療終了時の成功率は8割と高い実績を誇ります。

　歯科においては、口腔内のケア時に喫煙の有無や喫煙歴などを尋ね、保健指導とともに禁煙外来

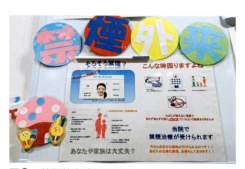

図❶　禁煙外来受付ポスター

への受診をすすめています。

　禁煙を開始したら、再喫煙防止や禁煙継続支援が重要になります。禁煙開始3ヵ月以内の再喫煙率はとくに高いといわれています。日常生活ではいたるところに再喫煙の誘惑（危険性）があり、せっかく始めた禁煙も失敗に終わってしまうこと

表❸ 新規タバコ関連製品と従来タバコ製品──製品特性からみた分類（参考文献[1, 2]より引用改変）

	タバコの葉を含有（タバコ事業法）	ニコチンを含有 （医薬品医療機器等法）	ニコチンを含有せず
燃焼	従来型のタバコ製品	タバコ類似商品：薬用吸煙剤、第2類医薬品（ネオシーダー）	―
加熱	電気加熱式タバコ • プルーム・テック（JT：日本タバコ産業） • アイコス（フィリップ モリス ジャパン）	ニコチン入り 電子タバコ（ENDS[*1]）	ニコチンを含まない 電子タバコ（ENNDS[*2]）
非加熱	無煙タバコ（かぎタバコ） • ゼロスタイル・スティックス • ゼロスタイル・スヌース （JT：日本タバコ産業）	―	―
	ガムタバコ（噛みタバコ）		

*1 ENDS（Electronic Nicotine Delivery Systems）：電子ニコチン送達システム
*2 ENNDS（Electronic Non-Nicotine Delivery Systems）：電子非ニコチン送達システム

もあります。長期に禁煙を継続していくには、喫煙行動にならないためのサポートが必要です。禁煙継続支援（再喫煙の防止）としては、いままでの喫煙と結びついている生活行動パターンを変える環境改善法や代償行動法など、医療現場での支援のほかに、家族や学校、地域など、あらゆるソーシャルサポートを利用し、支援をしていくことが重要です。

🌿 新しいタバコ（無煙タバコや電子タバコ：表3）

わが国では無煙タバコ（かぎタバコ）、電気加熱式タバコが販売されているほか、海外において普及しつつある電子タバコ（図2）も、個人輸入によって入手できます。無煙タバコは、製品を加熱、燃焼させることなく使用できます。スヌースを含むかぎタバコ、ガムタバコを含む噛みタバコなど、いろいろな形態があります。口腔内や唇・頬と歯肉の間に置き、吸引や噛んだりするなどして使用するものや、鼻腔より細かいタバコ混合物を吸引する製品もあります。

電気加熱式タバコは、電子制御機器と組み合わせてタバコの葉または、それを加工したものを燃焼させずに電気的に加熱し、発生するニコチンを吸引します。タバコの葉を原料とするため、タバコ事業法に基づくタバコ製品として販売されています。

電子タバコは、溶液（プロピレングリコールで各種香料や添加物が加えられている）を加熱して

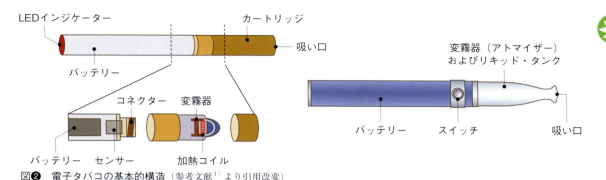

図❷　電子タバコの基本的構造（参考文献[1]より引用改変）

煙霧を発生させ、吸引します。近年、各国において急速に普及していますが、ニコチンを含む製品は現在、わが国での販売は許可されていません。

これらの新しいタバコ製品も拡大していますが、健康被害が少ないとは言いきれません。

2017年2月、日本禁煙推進医師歯科医師連盟学術総会は、受動喫煙対策（屋内全面禁煙）に関する緊急提言を発表し、厚生労働省は同年3月、健康増進法の一部を改正する法律案を検討し、東京五輪・パラリンピックに向けた受動喫煙対策の新たな規制強化案（罰則付き受動喫煙防止を規定した改定案）を公表しました。

喫煙による健康影響が全身に及ぶことはいうまでもなく、煙を吸引することによる口腔内への悪影響は周知のとおりです。歯周疾患の発見の遅れや予後不良など、さまざまな影響を引き起こします。

喫煙者を禁煙者へと導くのは、容易なことではありません。喫煙者のタバコを吸う動機や喫煙期間、喫煙本数などは、個々で状況が異なります。このことは、歯科衛生士であれば、日ごろ患者指導で行っていることと同様であり、さまざまな社会環境の変化や全身に及ぼす影響を鑑みても、今後取り組むべき課題といえるでしょう。

歯科衛生士は、口腔内を観察することによって迅速に変化を見極めることができ、喫煙者を禁煙へと導く重要な担い手となり、ひいては喫煙者の全身の健康管理にもかかわれます。また、受動喫煙者（子どもやその保護者など）の健康への影響について発信や指導ができる立場でもあるのです。

［福島］

【参考文献】
1）厚生労働省：喫煙と健康　喫煙の健康影響に関する検討会報告書．http://www.mhlw.go.jp/file/05-Shingikai-10901000-Kenkoukyoku-Soumuka/0000135585.pdf
2）厚生労働省：第5回タバコの健康影響評価専門委員会（平成26年11月27日）資料．http://www.mhlw.go.jp/file/05-Shingikai-10601000-Daijinkanboukouseikagakuka-Kouseikagakuka/0000066486.pdf

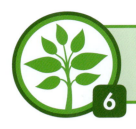

6 生活習慣病の予防
——数値を読める歯科衛生士に

日本人の平均寿命が伸びるなか、生活習慣病の増加が問題になっています。成人期は、日々の忙しさから自分の健康を振り返る余裕がないこともあり、知らず知らずのうちに生活習慣病が進行していることがあります。歯周病も生活習慣病の1つとして知られていますが、生活習慣病は個々の危険因子である疾病が影響し合い、命にかかわる重篤な疾病に繋がります。つまり、前項のとおり、歯周病も重篤な疾病の原因の1つなのです。

私たちは、患者の予診票や問診により、既往歴や現病歴、服薬などを確認しますが、その際、患者の現状を把握する必要があります。場合によっては、健康診断の結果をお持ちいただくこともあるため、その数値が何を意味するのか理解できなければなりません。

本項では、歯科との関連が強いとされる、主な生活習慣病の予防、改善、歯科治療時の注意点を解説します。

 メタボリックドミノ

生活習慣病は、いくつもの疾病が同時に発症するのではなく、一生のうちに、時系列的に発症します。最初はストレスなどによる食べすぎ、飲みすぎ、寝不足などの小さな生活習慣の乱れから肥満になります。肥満になると、インスリンの働きが悪くなって糖尿病になり、高血圧症や脂質異常症などの病気に罹患し、さらには心疾患や脳血管疾患などの命にかかわる疾病を引き起こします。この現象をドミノ倒しに見立て、メタボリックドミノといいます（**図1**）。

 肥満症

メタボリックドミノの上流にある肥満は、生活習慣病に多大な影響を及ぼします。世界では肥満者が増加傾向にありますが、日本でも男性の肥満者が増加しています。肥満そのものは疾患ではありませんが、肥満に関連する健康被害を伴っている場合は「肥満症」といいます。

1．数値を読む（表1）

WHO（世界保健機関）の国際基準ではBMI30以上を肥満としていますが、日本ではBMI25以上を肥満としています。日本の判定が国際基準より厳しいのは、日本人はBMI25以上でも肥満に関連した疾患が多いためです。よって、肥満にならないことが生活習慣病の予防に繋がるのです。

2．肥満の原因

人は食事からエネルギーを摂取します。一方、エネルギーの消費は、基礎代謝、食事誘発性熱生

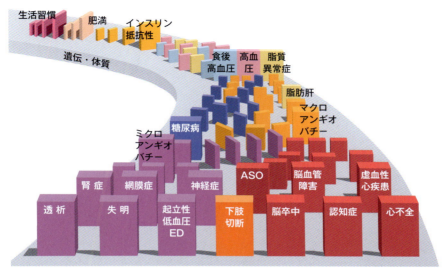

図❶ メタボリックドミノ（参考文献[1]より引用改変）

産（消化、吸収）、活動による熱生産です。基礎代謝は性別、年齢などで多少異なり、摂取エネルギーの約10％（100～300kcal）といわれています。活動による熱生産は個人差があり、スポーツや労働で消費エネルギーに大きく差が出ます。

　摂取エネルギーと消費エネルギーのバランスがとれていれば、大きな体重の変化は起こりませんが、過剰なエネルギーを摂取し続けると肥満になります。食事を摂ってすぐに寝ると、食事からのエネルギーが体に貯蔵される時間が長くなるために太ります。ですから、夜遅い時間に食事を摂る習慣がある人は、肥満のリスクが高くなります。

3．食事療法

　体重を減少させるには、食事から得る摂取エネ

表❶　肥満度分類

BMI	判定	WHO基準
＜18.5	低体重	Underweight
18.5≦～＜25	普通体重	Normal range
25≦～＜30	肥満（度）	Pre obese
30≦～＜35	肥満（2度）	Obese class Ⅰ
35≦～＜40	肥満（3度）	Obese class Ⅱ
40≦	肥満（4度）	Obese class Ⅲ

ルギーよりも消費エネルギーが上回らなければなりません。肥満者の場合、食事からのエネルギーを減らす必要があり、とくに夜の食事エネルギーを減らすことが重要です。デザートを控えたり、夕食が遅くなる場合は、炭水化物や脂質の摂取を

目標	コントロール目標値 注4)		
	血糖正常化を目指す際の目標 注1)	合併症予防のための目標 注2)	治療強化が困難な際の目標 注3)
HbA1c（％）	6.0未満	7.0未満	8.0未満

治療目標は年齢、罹病期間、臓器障害、低血糖の危険性、サポート体制などを考慮して個別に設定する

注1) 適切な食事療法や運動療法だけで達成可能な場合、または薬物療法中でも低血糖などの副作用がなく、達成可能な場合の目標とする
注2) 合併症予防の観点からHbA1cの目標値を7％未満とする。対応する血糖値としては、空腹時血糖値130mg/dL未満、食後2時間血糖値180mg/dL未満をおおよその目安とする
注3) 低血糖などの副作用、その他の理由で治療の強化が難しい場合の目標とする
注4) いずれも成人に対しての目標値であり、また妊娠例は除くものとする

図❷　血糖コントロール目標値（参考文献2)より引用改変）

減らしたり、夕飯から就寝まで3時間ほど空けるなどの工夫をします。高血圧症や糖尿病など、内科的疾患がある場合は、さらにそれに合わせた食事療法（塩分や糖分の摂取制限）が組み込まれます。

4．運動療法

肥満者は運動習慣がない場合が多く、急に激しい運動をすると、思わぬ怪我に繋がる可能性があります。まず、歩いたり立ったりする動作を増やすことから始めるだけでも、活動エネルギーが消費されます。慣れてきたら、早足歩行や水泳、ジムでの運動など、少しずつ運動強度を高めていきます。高血圧症や動脈硬化症などの内科的疾患がある場合、医師や専門家による指導を受けながら行います。

 糖尿病

糖尿病は、インスリンの作用不足による慢性の高血糖状態を特徴とする代謝疾患群です。高血糖の持続は、インスリンの作用不足を示し、症状は、のどの渇き、多尿、倦怠感などです。

1．数値を読む

平均血糖値を反映する指標

● 血糖コントロール目標値（図2）

HbA1cは、糖と結びついたヘモグロビンが何％あるかを示す値で、HbA1c値4.6〜6.2％の範囲が耐糖能正常値となります。

通常、正常な血糖状態では、ヘモグロビンとブドウ糖は結合しません。しかし、高血糖状態が続

くと赤血球に含まれるヘモグロビンとブドウ糖が結合し、HbA1cが産生されます。

食後のインスリンの効き具合と食後の血糖の変化を知ることができるOGTTという検査があります。健康な人の空腹時血糖は、約70〜100mg/dLとされています。血糖値が100mg/dLというのは、血液1dL中にブドウ糖が100mg溶けているということになります（図3）。

2. 食事療法

インスリンを大量に分泌させるのは糖質です（タンパク質ではごく少量分泌されます）。つまり、食後血糖値の上昇は糖質の摂取量が多いことを示します。インスリンの分泌低下に伴い食後の血糖上昇が起きますが、血糖の上昇は食事の工夫で遅らせることができます。

- 腹八分目にする
- 食事の最初に食物繊維を摂取する

食物繊維は、胃の中で食べものが膨張して胃からの排泄時間が遅くなるため、血糖値の上昇が緩やかになります。食物繊維は後追いができないため、必ず炭水化物より先に食べるようにします。他にも、食物繊維を摂ることで、消化を遅延させる作用、腸内細菌のバランスをよくする作用があります。食物繊維は、腸内細菌中の有用菌（乳酸菌など）のエサになり、有用菌を増やし、毒素や炎症性物質を減らしてインスリン抵抗性を改善してくれます。

- 3食規則正しく食べる

朝食抜きで昼食を食べると、朝食を食べたとき

①早朝空腹時血糖値が126mg/dL以上
②75OGTTで2時間値200mg/dL以上
③随時血糖値200mg/dL以上
④HbA1cが6.5%以上
⑤早朝空腹時血糖値が110mg/dL未満
⑥75OGTT 2時間値140mg/dL未満

①〜④のいずれかが確認された場合は「糖尿病型」、⑤〜⑥の血糖値が確認された場合は「正常型」と判定し、「糖尿病型」、「正常型」いずれにも属さない場合は「境界型」とされる

図❸　糖代謝異常の判定基準（参考文献[2]より引用改変）

に比べて昼食後の血糖値が高くなります。詳細な機序は不明とされていますが、空腹状態の時間が長くなることにより、血中の遊離脂肪酸が高値を維持し、インスリンの作用を妨害し、食後の血糖値をより上昇させてしまうと考えられています。1日2食になると、1回の食事量も多くなり、血糖値が上がりやすくなってしまうため、時間を決め、3食正しく食べることが推奨されています。

- マグネシウム不足に注意する

インスリンの作用に関する酵素がマグネシウムを必要とすることから、マグネシウム不足になるとインスリン抵抗性を来すことが知られています。

マグネシウムは、緑黄色野菜、ゴマ、大豆、海藻などに多く含まれます。

- BCAAを摂取する

BCAAとは必須アミノ酸で、タンパク質だけ

有酸素運動
歩行、ジョギング、水泳など
継続して行うことにより、インスリン感受性が増大する

レジスタンス運動
腹筋、ダンベルなどのウェイトトレーニング
筋肉量が増えると基礎代謝が上がり、エネルギー消費率も上がる

図❹ 有酸素運動とレジスタンス運動（無酸素運動）

ではなく、グルコース代謝にも関与しています。

　無理な減量はリバウンドの原因になり、糖尿病の悪化に繋がる可能性があります。体重の5％程度の減量でも血糖値の改善が十分期待できるといわれており、いきなり食事の量を減らすのではなく、バランスを考えて専門家の指示に従いながら行います。

3．運動療法

　運動により、ブドウ糖、脂肪酸の利用が促進され、血糖値の低下やエネルギーの摂取量と消費量のバランスが改善して減量に繋がります。継続して行うことにより、結果としてインスリン抵抗性が改善します。

　運動には、有酸素運動とレジスタンス運動（無酸素運動）があります（図4）。

　水中歩行は、有酸素運動とレジスタンス運動がミックスされた運動で、膝への負担が軽いため、肥満糖尿病患者に有効です。

　有酸素運動での運動強度は、運動時の心拍数を50歳未満なら1分間100〜120拍、50歳以降は1分間100拍程度に留め、患者さんが「ややきつい」と感じる程度のものにします（きついと感じるものは運動強度が強すぎる）。頻度は、できるだけ毎日、少なくとも週3〜5日、20〜60分程度行い、同時に週2〜3回のレジスタンス運動を行うことがすすめられています。

　進行した合併症がある場合は、運動療法を禁止、または制限したほうがよい場合もあるので、必ずメディカルチェックを行い、運動のタイミングや内容などは、専門医の指示に従います。

4．歯科診療時の注意事項

● 診療時間

　食後からあまり時間が経っていない時間帯に予約をとり（午前中や午後の早め）、できれば治療前に食事をしてくるように指示します。

● 治療時

　治療中のストレスに配慮し、治療内容の十分な説明や治療時間が長引かないようにしましょう。

　観血処置が必要な場合は、あらかじめ血糖値を確認します（血糖値が200㎎/dL以下、HbA1c値6.5以下であることを確認）。

　低血糖による意識の低下や高血糖性昏睡に備え、ジュースや飴、酸素吸入などの準備をしておきましょう。もし昏睡になり、原因がわからない場合は、低血糖の処置から行います。飴やジュースなどのブドウ糖の投与を行い、それでも回復しない場合は酸素吸入を行い、専門医のいる病院へすみやかに搬送します。

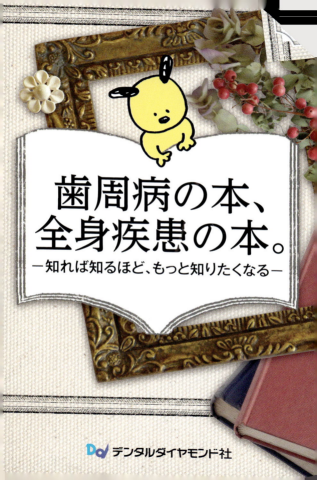

歯周病と全身疾患
最新エビデンスに基づくコンセンサス

[監修] 特定非営利活動法人 日本臨床歯周病学会
[編集・執筆] 二階堂雅彦（東京都・二階堂歯科医院）
築山鉄平（福岡県・つきやま歯科医院）

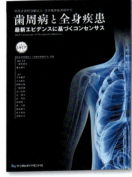

A4判・140頁
オールカラー
本体7,500円＋税

EFP/AAPコンセンサスを踏襲した
JACPとしての見解を網羅!!

近年、歯周病と全身疾患の関連性がクローズアップされ、歯科界の内外で大きな注目を集めています。いま、超高齢社会で蔓延する疾患のほとんどが加齢に伴う慢性疾患（chronic disease of aging）であり、その慢性疾患の原動力となるのが「炎症」です。歯周病は感染症だけではなく、外的ストレスに対する生体の炎症反応の結果であり、「炎症」という視点に立てば、歯周病も立派な全身疾患の1つなのです。本書では、歯周病と全身疾患との関連メカニズムやエビデンス、診療ガイドラインなど、現時点での最新情報を網羅しています。

若手 Dr & DH のための
全身疾患別で学ぶくすりの知識

[監修] 金子明寛（東海大学医学部） [執筆] 川辺良一（大船中央病院）

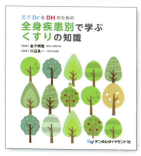

B5判変型・172頁
オールカラー
本体4,500円＋税

身近な全身疾患とその治療薬を、歯科的な視点からやさしく解説！

わが国では、全身疾患を抱える方が今後ますます増加することが見込まれます。開業歯科医院においても、来院患者さんが抱える全身疾患とその治療薬について、歯科医師や歯科衛生士が最低限の知識をもち合わせていることが、いままで以上に求められるでしょう。本書は、疾患の特徴をイラストで解説し、歯科治療時に注意すべきポイントをまとめるなど、わかりやすい工夫が満載です。また、遭遇頻度の高い全身疾患を中心にまとめているので、臨床の場ですぐに役立ちます。ぜひご活用ください。

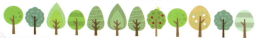

6ミリ以上の歯周ポケットも改善できる8つの階段

[著] 谷口威夫（長野県開業）
山岸貴美恵

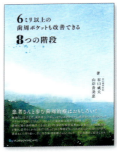

B5判変型・174頁
オールカラー
本体8,000円＋税

患者さんと歩む歯周治療はおもしろい！

歯科衛生士がしっかりとSRPができて、患者さんが本気になってブラッシングをしてくれたら、ほとんどの歯周病は改善できます。しかし、そのためには歯科医師や歯科衛生士をはじめとする歯科医療従事者が、患者さんとの信頼関係を築き、患者さんが自ら治そうと思える環境を作ってあげることが大切です。
患者さんに寄り添い、共に歩む歯周治療はおもしろい！その実際をご紹介します。

デンタルダイヤモンド社

〒113-0033 東京都文京区本郷3-2-15 新興ビル
TEL. 03-6801-5810(代) / FAX. 03-6801-5009

DD homepage URL
http://www.dental-diamond.co.jp/

- 感染症対策
- 前投薬の処方、服用の指示
- 治療後の抗菌薬の処方、服用の指示

血糖コントロールが良好な場合は、抗菌薬の処方は必要ないとされていますが、血糖コントロールが不良の場合は、感染リスクが高いため、術前、術後の投与が望ましいとされています。

- 麻酔薬の選択

血糖コントロールが良好な場合は、エピネフリン含有の麻酔薬は問題ないとされています。良好でなければ、まずは血糖値のコントロールが優先されます。局所麻酔を避けられない場合は、エピネフリン非含有の使用を検討します。

高血圧症

高血圧症は、生活習慣病のなかで最も多い疾患で、動脈硬化や各種臓器障害の促進因子として知られています。高血圧症とは、血圧が安静にした状態で慢性的に正常値よりも高い状態をいいます。

1. 数値を読む（表2）

血圧とは、血液が血管を流れるときにかかる圧力をいいます。収縮期血圧（最高血圧）とは、心臓が血液を血管に押し出している（心臓が収縮する）ときにかかる圧力。拡張期血圧とは、収縮した心臓が拡張したときの血圧のことをいいます。

2. 血圧の測定

測定回数や判断方法も大切ですが、測定時の条件が整っているかも重要です。診療室内で私たちが測定する場合は、以下のことに注意します。

表❷ 収縮期血圧と拡張期血圧の適正範囲（参考文献[3]より引用改変）

		収縮期血圧		拡張期血圧
診察室血圧		≧140	かつ／または	≧90
家庭血圧		≧135	かつ／または	≧85
自由行動下血圧	24時間	≧130	かつ／または	≧80
	昼間	≧135	かつ／または	≧85
	夜間	≧120	かつ／または	≧70

- 静かで適切な室温
- 背もたれ付きのイスに足を組まずに座って数分間安静
- 測定者と会話を交わさない
- 測定前に喫煙、飲酒、コーヒーの摂取をしていないか確認
- カフの高さを心臓の高さに維持
- 1〜2分の間隔を空けて少なくとも2回測定し、測定値が大きく異なる場合は、追加測定する
- 脈拍数も必ず測定する

その他、厚手のシャツ、上着の上からカフを巻かない、シャツをまくり上げて上腕を圧迫しないなどに注意します（参考文献[3]より一部抜粋）。

血圧の測定は、診療室血圧、24時間自由行動下血圧、家庭血圧でそれぞれ値が異なり、診療室で測定した場合は、家庭で測定した場合より高い数値を示す場合があります。これは「白衣性高血圧」と呼ばれ、白衣を着た者が測定すると緊張して血圧が上昇するためです。逆に、診療室では正常値でも、診察室以外では高血圧を示す場合は、

表❸　診療時の注意

- 午前中に予約をとる
- 服薬を確認し、血圧の数値がコントロールできているか確認する（できれば診療前に血圧測定をして確認する）
- 起立性低血圧を起こす可能性があるので、チェアーの上げ下げのスピードに注意する
- 術前の血圧が160/100mmHg以上の場合、治療を延期する
- 局所麻酔が必要な場合はシタネスト・オクタプレシンを使用するが、止血効果は通常より遅くなる
- 緊張、ストレスにより血圧が急激に上昇しないよう、治療時間の短縮、治療内容の十分な説明をする
- 急性心筋梗塞や、脳出血などの緊急時に備え、頸静脈的降圧剤の投与の準備、設備がない場合は、カルシウム拮抗剤を準備しておく
- 処方薬は、相互作用などに注意して処方する

「仮面高血圧」と呼ばれます。これが疑われるのは、動脈硬化性疾患、糖尿病、メタボリックシンドローム、喫煙者、アルコール多飲者などです。

歯科治療前は、緊張している患者も多く、動脈硬化や糖尿病を併発している患者もいます。そのため、「白衣性高血圧」や「仮面性高血圧」の可能性を考慮し、家庭での測定値も確認しましょう。

3．食事療法

高血圧症の食生活の改善は、食塩摂取量のコントロールが中心となります。1日の摂取量は6g未満が望ましく、カリウムやカルシウム、マグネシウムの欠乏も血圧上昇に影響するため、野菜、果物、低脂肪乳製品などの摂取が推奨されています。しかし、肥満や糖尿病を併発している人は、糖分の多い果物は控えたり、腎機能の低下している人は高カリウム血症を来す場合があるので、生野菜や果物を控えたりしなければなりません。

他にも飲酒や喫煙、睡眠不足などは血圧上昇に影響するため、生活習慣の改善が必要となります。

4．運動療法

肥満や糖尿病は高血圧の大きな原因となります。運動直後は血圧が上昇する場合もありますが、習慣的な運動は血圧降下に繋がります。方法は、肥満、糖尿病患者の運動療法と同様、専門医の指示のもと、有酸素運動を中心に行われます（1日30分以上を目標）。

5．診療時の注意

詳細は、**表❸**を参照してください。　　　［山本］

【参考文献】
1) 日本抗加齢医学会 専門医・指導士認定委員会（編）：アンチエイジング医学の基礎と臨床 第3版．メジカルビュー社，東京，2015．
2) 日本糖尿病学会（編著）：糖尿病治療ガイド2016-2017．文光堂，東京，2016．
3) 日本高血圧学会高血圧治療ガイドライン作成委員会（編）：高血圧治療ガイドライン2014ダイジェスト．日本高血圧学会，東京，2014．
4) 田中 逸：健診・健康管理専門職のための新セミナー生活習慣病．日本医事新報社，東京，2013．
5) 厚生労働省：平成26年版 厚生労働白書 健康長寿社会の実現に向けて〜健康・予防元年〜．日経印刷，東京，2014．
6) 日本歯周病学会（編）：編糖尿病患者に対する歯周治療ガイドライン 改訂第2版．医歯薬出版，東京，2015．

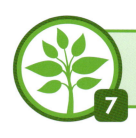

7 ライフスタイルに起因する酸蝕

Tooth Wear は、う蝕、歯周病とならび第三の疾患といわれています。

成人期は、嗜好の変化や環境の変化（食生活の変化、ストレスなど）により、口腔内の状態も変化が生じるため、Tooth Wear のリスクも高まると考えられます。なかでも、近年の健康志向により、「健康によい影響を与える」といわれる飲食物がメディアで取り上げられ、積極的に摂取する方も多くいます。これらのなかには「酸蝕症」の原因となる飲食物も多く含まれています。本項では、Tooth Wear のなかでも、ライフスタイルに起因する酸蝕について解説します。

Tooth Wear とは

Tooth Wear とは、さまざまな原因による「歯の実質欠損」で、「咬耗」、「摩耗」、「酸蝕」、「アブフラクション」が範疇に属します（**表1**）。「咬耗」、「摩耗」などは単独で進行することは少なく、「酸蝕」が関与することで重篤に進行していきます。

ライフスタイルに起因する「酸蝕」

酸蝕の病因は、「外因性要因」と「内因性要因」に分けられます。

1．外因性要因

酸性の飲食物や薬など、外から入ってくるもの

表❶　Tooth Wear の種類

	原因	臨床所見
咬耗	歯と歯の接触による機械的なすり減り（歯ぎしりなどが関与）	ファセットが一致する、歯冠や充填物などの破折、アマルガム充填などの咬合面上の光沢など（図1）
摩耗	歯と歯以外の因子による物理的なすり減り（ブラッシングなどが関与）	主に歯頸部にみられる広く浅い欠損（図2）。犬歯、小臼歯に多くみられる
酸蝕	酸による歯の化学的な歯質の溶解。エナメル質はpH 5.5から溶解を始める（飲食物や胃酸などが関与）（図3）	ファセットが一致しない、咬合面における杯状欠損。エナメル質表面の広く薄い欠損、充填物との段差など（図4）
アブフラクション	生物学的な構造や運動からなる荷重による実質欠損（咬合荷重が関与）	歯頸部にV字型の欠損（図5）

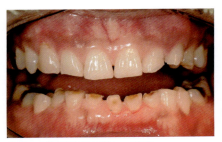
図❶　下顎前歯部の著しい咬耗

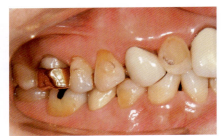
図❷　小臼歯部の広く浅い欠損

図❸　さまざまな要因で発症する酸蝕症（Guidelines for Professionals Revised 2008より引用改変：第一生命日比谷診療所・深川優子氏のご厚意による）

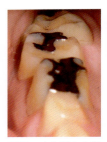
図❹　咬合面の金属との段差

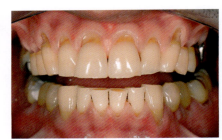
図❺　全顎にわたり、歯頸部にV字型の欠損が生じている

の過度な摂取や飲み方が主な原因です。

　たとえば、毎日酢を飲む習慣があり、なおかつ口腔内に溜めて(holding)から飲んだり、柑橘類を毎朝食べる(Fruit mulling)習慣があったりと、酸性の飲食物が歯に直接触れ、口腔内に停滞している時間が長いほど、酸蝕が進行します。

1）飲食物による酸のpH（柑橘類・酢・清涼飲料水など：表2）

酢：血液をサラサラにする効果があると期待されています。

柑橘類：ビタミンCが豊富であり、ヘルシーなイメージが定着しています。

ワイン：ポリフェノールやレスベラトロールのキーワードにより、アンチエイジング効果が期待できるといわれています。

炭酸飲料水、清涼飲料水：特保マークがついたものも販売されており、成人期の体型を気にしている方も手に取る機会が増えました。炭酸を口腔内で抜いてから飲む者もおり、酸蝕の原因となります（soda swishing、holding）。

表❷ 健康によいイメージがある飲食物のなかで、酸蝕のリスクが高いもの

食品	pH
酢	2.4〜3.0
ワイン	2.9〜3.9
レモン	1.8〜2.4
グレープフルーツ	2.9〜3.7
リンゴ	2.9〜3.5
炭酸飲料	2.5〜3.3
クエン酸	2.0〜3.0
エナジードリンク	2.5〜3.3

エナジードリンク：消費の68％が20代、30代であり、エナジードリンクを飲んでいる人はヘビーユーザーである可能性が高いとされているため（フォーカスマーケティング社：エナジードリンク市場にフォーカスするより引用）、酸蝕のリスクが高くなる可能性があります。

ワークアウトドリンク：アスリートやトレーニングをしている人が、パフォーマンスの向上を期待して摂取する飲料で、主にアミノ酸やクエン酸が配合されています。数種類のアミノ酸が主な成分で、そのなかにはたいへん苦いものもあるため、味をよくするためにクエン酸や乳酸が配合されています。トレーニング中に少しずつ飲むため（チビチビ飲み）、酸蝕の原因となる可能性が高くなります。

2）酸性の内服薬

アスコルビン酸は、俗にビタミンCとしてよく処方されるものであり、サプリメントとしても流通しています。タブレット状のものを噛み砕いて摂取したり、パウダー状のものを水に溶かさず直接摂取したりすると、酸が直接歯に曝露し、酸蝕の原因になります（他に鉄剤やアスピリンなども原因となることがあります）。

3）環境中の酸

塩酸や硫酸などの強酸を扱う仕事に従事している職業的、産業的なものが原因となります。

4）保健指導

外因性要因では、個々のライフスタイルに起因しますが、それを否定するのではなく、尊重しながら実施可能な方法を提案しましょう（**表3**）。

2．内因性要因

胸やけ・逆流性食道炎・呑酸・摂食障害などは、胃酸が関与します。胃酸は強酸性（pH 1.0〜2.0）であり、さまざまな原因で口腔内に逆流して歯を溶解させます。他にも、薬物の副作用による唾液の減少も内因性要因に含まれます。

1）胃食道逆流症（GERD）

胃食道の逆流は、酸の逆流と酸以外（弱酸、非酸）の逆流があり、食道粘膜障害などの煩わしい症状を引き起こす疾患です。

近年、日本人のGERD有病率は、胃酸分泌能の増加やピロリ菌除去治療の普及などによって増加しています。2015年の胃食道逆流症診療ガイドラインには、「GERD」と歯牙酸蝕、閉塞性睡

表❸　主な外因性酸蝕の対策

- 歯ブラシをテーパード毛に変える
- 歯磨剤をフッ化物配合、知覚過敏抑制成分配合のものに変更する
- トレーニングをしている方へはスポーツマウスガードの着用をすすめる
- 酸性飲食物は乳製品（牛乳やヨーグルトなど）と一緒に摂取する
- 食後すぐに歯を磨かない。時間がないときは、水やお茶で口をすすぐ
- だらだらと長時間飲まない
- 炭酸飲料などは口に溜めて飲むのではなく、一気に飲む
- 清涼飲料水などはストローを使って飲む
- サプリメントなどタブレット状のものを噛み砕いて摂取しない

外因性酸蝕の症例

● 症例1

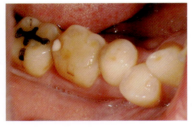

◀第1大臼歯を中心に、エナメル質が溶解している

概要：毎朝コンビニエンスストアに寄り、清涼飲料水や炭酸飲料水を2本買い、1日かけてチビチビ飲みきる。仕事を始めてから5年ほど、この習慣が続いている

● 症例2

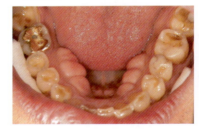

◀舌側に張り出した骨隆起と咬合面の杯状欠損から、酸性飲食物の摂取と過剰な咬合圧がかかっていることが推測される

概要：週4〜5日ウェイトトレーニングをし、マウスピースは使っていない。ワークアウトドリンクをトレーニング中にチビチビ飲んでいる。サプリメントは水で飲まず、直接口腔内に入れて飲む。サラダを食べるときは酢をかける

● 症例3

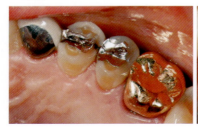 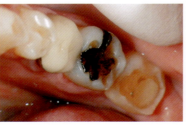

概要：毎朝、納豆に酢をかけて食べ、食後のデザートはグレープフルーツを食べている

◀左：酸性の飲食物を食べた後、すぐに歯を磨いたことによって生じた上顎口蓋側の欠損。右：酸性の飲食物を噛み砕いたことによって生じた杯状欠損

眠時無呼吸症候群（OSAS）が合併する可能性があると明記されています。また、高重量のウェイトトレーニングなどを行うと腹圧がかかり、げっぷや呑酸の症状が出ることがあります。アスリートなどは、高タンパク食になり、胃に長時間食べものが留まるため、胃酸の逆流の可能性が高くなります。

2）摂食障害

摂食障害とは、一般的に拒食症として知られる「神経性やせ症」、過食症として知られる「神経性過食症」、体重を減らすために不適切な行動を行わない「過食性障害」、「これら以外の病気」と分かれます。若い女性に起こるイメージがありますが、近年は男性の有病率も増加しています。

神経性やせ症、神経性過食症は、代償行為として嘔吐を繰り返すため、むし歯、唾液腺炎、GERDなどの合併症が起こるとされていることから、酸蝕症の危険性も高く、重篤に進行する可能性があります。

3）唾液分泌の低下

薬の副作用などによる唾液の減少は、酸に曝露されたときの緩衝作用が低下するため、口腔内のpHを中性に戻す時間が長くかかることにより、原因の1つに挙げられます。

4）保健指導

「内因性要因」では、患者のプライベートに触れることが多々あります。原因と思われる事実を隠してしまったり、症状が重要だと気づかなかったりと、原因を特定することが困難です。まず主訴を解決し、信頼関係を築きながら問診を続けます。その際、患者の病状を突きとめることが目的とならないよう注意し、現在の口腔内の現状に合わせた指導を心がけましょう（表4）。

表❹　主な内因性酸蝕の対策

- 歯ブラシをテーパード毛に変える
- 歯磨剤をフッ化物配合、知覚過敏抑制成分配合のものに変更する
- 胃酸が込み上げてきたら、水や牛乳で口をすすぐ
- 唾液の分泌が低下しているようなら、人工唾液やガムの摂取をすすめ、主治医に服用薬の変更が可能か相談してもらう
- 就寝中に胃酸が込み上げてくる場合は、ナイトガードの装着をすすめる

プロフェッショナルケア時のポイント

1．スケーリング

進行中の酸蝕の場合は、超音波スケーラーやエアスケーラーの使用は避けます。部分的な酸蝕の場合でも、全体的に歯質が脆弱になっている可能性があります。

歯石の沈着がみられるようなら、必要な箇所のみを手用スケーラーで除去します。酸蝕の進行中は、酸によって洗浄されて、プラークやステインの付着はあまりみられませんが、食事の摂取時間や方法により、部分的に付着していることもあります。酸蝕に対するプロフェッショナルケアは、知覚過敏に留意して行います。

内因性酸蝕の症例

● 症例 4

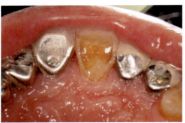

GERD の治療中

概要：問診票にはとくに記載がされておらず、こちらから「胃酸が込み上げてくることはありませんか？」と質問したところ、GERD の治療中であることを話してくれた

◀胃酸の影響により、天然歯の口蓋側が溶解している

● 症例 5

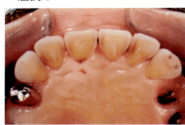

摂食障害が疑われる症例

概要：問診票に記載はなかったが、「現在でなくても、過去に胃の調子が悪く、吐いてしまうことなどありませんでしたか？」と質問したところ、「昔はよく吐いてしまうことがあったが、いまはだいぶ吐くことはなくなっている」とのこと

◀臼歯部の欠損の影響もあり、口蓋側がラミネートベニヤの支台のように欠損しており、露髄がみられる（ペレーモライシス）

● 症例 6

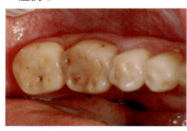

統合失調症の治療中

概要：服用中の薬も多く、唾液分泌が極端に低下しているが、自覚症状はなかった。「口の中が乾くことはありませんか？」と質問したところ、「乾くけど、昔からなので、これが当たり前だと思っていた」とのこと

◀唾液の分泌低下により、飲食物がダイレクトに歯に接触するために生じた咬合面の溶解

2．ポリッシング

基本的には行いませんが、必要な箇所があれば、ポリッシングブラシは避け、ラバーカップのみで行います。ポリッシングペーストは RDA の低いものを使用し、知覚過敏の症状が出ていないか注意しながら行います。

3．術者磨き

テーパード毛の歯ブラシを使い、知覚過敏用の

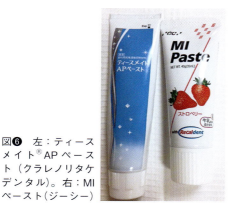

図❻ 左：ティースメイト®APペースト（クラレノリタケデンタル）。右：MIペースト（ジーシー）

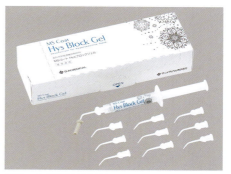

図❼ 知覚過敏抑制材。MSコートHysブロックジェル（サンメディカル）

歯磨剤を使います。その後、フッ化物やCPP-ACP配合のペーストや知覚過敏抑制成分配合の塗布を行います。マウスピースを所持している患者へは、マウスピースにペーストを入れて装着してもらうことも有効です（**図6**）。

4．知覚過敏処置

知覚過敏抑制材を使用するときは、プラークが付着していると効果が下がるため、できるだけ除去します。歯ブラシも当てられない状態の場合は、綿球でプラークを拭い、その後、知覚過敏抑制材を塗布します（**図7**）。

5．欠損修復

歯質の欠損部へは、コンポジットレジン修復などが行われます。広範囲にわたっている欠損は、全部被覆冠による修復になる場合もあります。

Tooth Wearが進行すると、歯の実質欠損だけではなく、知覚過敏や補綴物の脱離が繰り返されます。患者から、「歯がしみる」、「詰めものが取れた」と言われ、その原因が酸蝕やアブフラクションであった場合、知覚過敏抑制材の塗布や、充塡物および補綴物の再製だけでは、同じことが繰り返されてしまいます。原因を見極め、「なぜしみるのか」、「脱離を繰り返すのか」を患者に伝え、個々に適した保健指導をしましょう。

[山本]

【参考文献】

1）小林賢一：歯が溶ける！エロージョンの診断から予防まで．医歯薬出版，東京，2009．
2）深川優子，安田 登：チームで取り組む象牙質知覚過敏症 しみる！痛い！にどう対応？．クインテッセンス出版，東京，2006．
3）山本典子，深川優子，豊島義博，大山 篤，佐々木好幸：スポーツ選手，スポーツジム定期利用者のスポーツ飲料水に対する意識調査アンケート．日本歯科衛生学会雑誌，4（1）：240，2009．
4）厚生労働省：平成26年版 厚生労働白書 健康長寿社会の実現に向けて～健康・予防元年～．日経印刷，東京，2014．
5）日本消化器病学会：胃食道逆流症（GERD）診療ガイドライン2015．南江堂，東京，2015．
6）東京大学医学部付属病院診療内科：摂食障害ハンドブック．http://psmut.umin.ac.jp/ed.pdf

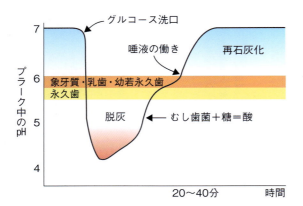

Chapter 3
高齢期

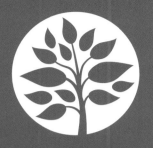

1 加齢に伴う心身機能の変化
2 加齢に伴う口腔の変化
　　　　　　　　　　　　小原由紀

3 口腔機能評価
　　　　　　　　　　　　松下加奈枝

4 口腔機能トレーニング
5 高齢期におけるセルフケアの重要性
6 ドライマウスへの対応
7 歯根面のセルフケア
8 義歯のケア
　　　　　　　　　　　　森田久美子

9 自立高齢者のプロフェッショナルケア
10 要介護者の口腔ケア
　　　　　　　　　　　　松下加奈枝

11 多職種連携の重要性
　　　　　　　　　　　　小原由紀

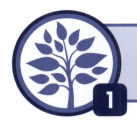

加齢に伴う心身機能の変化

高齢期の特徴

　高齢者は、慢性的な疾患や生活上の不具合を抱えている割合が高く、高齢期における特徴的な変化について、口腔だけでなく全身的な面も含めて総合的に観察する必要があります。そこで本項では、加齢に伴う心身機能の変化について説明します。

加齢に伴う全身機能の変化[1]

　高齢期では、加齢に伴ってさまざまな変化がみられます。しかし、そのプロセスは必ずしも一定ではなく、個人差がかなり大きいのが特徴です。高齢期に特徴的な全身機能の加齢変化は、生活してきた環境や基礎疾患、さまざまなストレスなどが複雑に影響し合うため、高齢者一人ひとりの状態を正しく観察・評価することが必要です（表1）。

心の変化

1．老年期に体験するストレス

　高齢期では、仕事からの引退といった社会的な関係が大きく変化していきます。それ以外にも、転居や家族の病気といった一時的な環境の変化や、配偶者や友人の死別などの永続的な喪失、体力の減退、疾患による生活上の制約などが大きなストレスとなります。

　高齢者個々の生活に直結した問題となるため、医療面接での情報収集が重要となります。

2．心理的・精神的機能の変化

　高齢期では、加齢とともに知的機能や判断能力が低下することにより、自身の性格への抑制が効かなくなる傾向がみられることもあります。高齢者に発現しやすい性格の変化としては、自己中心的、猜疑心、保守性などがありますが、すべての方に一様に現れるわけではありません。認知症やうつ症状などがこれらの背景にあることも考えられます。患者一人ひとりの心の変化を観察し、共感的な態度で傾聴し、コミュニケーションをとることが大切です。

3．認知症[2]

　認知症とは、いったん正常に発達した知的機能が、その後に起こった慢性の脳の器質的障害のために持続的に低下し、社会生活が営めない状態と定義されています。

　認知症にはさまざまな種類があり、その代表的なものがアルツハイマー型認知症で、約半数を占めています。

　認知症の症状には、認知症であれば誰でも必ず

表❶　加齢に伴う全身機能の変化（参考文献1）より引用改変）

感覚機能	聴覚	75歳以上ではおよそ半数に聴力の機能低下（難聴）を認めるといわれている。とくに、高音域の聴き取り、騒音下での聴き取りが困難になるとされ、コミュニケーションに支障を来す可能性がある
	視力	近距離の物体を見るときに焦点が合わなくなる老視（老眼）は、40歳代後半に発症するとされ、視力は、70歳代では20歳代の約半分まで低下するといわれている。水晶体や網様体の調節機能が低下するため、視力低下、羞明（強い光を受けると眼に痛みや不快感を生じること）、暗順応（明るい場所から急に暗い場所に行くと目が見えなくなるが、次第に目が慣れてくると暗い場所でも見えるようになること）の遅延などを生じる。また、水晶体が混濁して不透明になるため、視力低下や色の区別が困難になることがある。白内障は、80歳以上の高齢者のほとんどにあるとされており、黄色や青色の識別が困難になる。ただ、症状や見え方の自覚には、個人差がある
	嗅覚	嗅細胞の減少などにより、どんな臭いかを判断する嗅覚同定能は年齢とともに低下するが、年齢に伴う嗅覚の変化は、日常生活で自覚するほどにはならない場合が多いとされている
呼吸器系		ガス交換効率などの肺機能が低下するため、予備能力が低下すると軽い感冒（風邪）に罹患した場合や運動負荷時に呼吸不全に陥りやすく、注意が必要である
循環器系		心拍数の減少、予備能力の低下によって、運動や歩行といった労作時の動悸や息切れがみられる。収縮期血圧は上昇し、拡張期血圧は低下するため、脈圧が上昇する。また、血圧の日内変動が大きくなる。高齢期では、心臓は負荷に対する予備能力が低下しているため、心不全になりやすく、また不整脈も起こしやすくなるので、歯科治療時はとくに注意が必要である
代謝系		高齢期では、細胞内液が減少することによって水分が欠乏しやすく、電解質のバランスも崩れやすいため、脱水に注意が必要である。加齢に伴って血糖値を正常に保つ働き（耐糖能）が低下し、食後血糖値が上昇しやすくなり、かつ元に戻るにも時間がかかるようになる
内分泌系		女性の場合はとくに50歳前後の閉経以降、血中エストロゲンが著しく減少する。それに伴って更年期障害が現れ、動脈硬化や骨粗鬆症のリスクが高くなる
泌尿器系		加齢によって腎皮質のろ過機能の低下や尿の濃縮・希釈の機能低下が認められるようになる。尿細管のナトリウム保持機能が低下し、排尿量は一般的には増加する傾向にある。とくに男性では前立腺肥大などが起こり、頻尿や残尿が起こりやすくなる。チェアータイムが長時間になる場合は注意が必要である

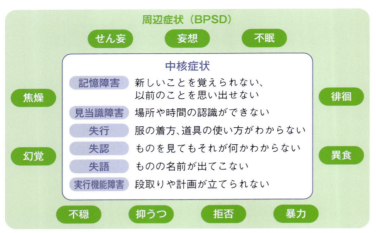

図❶ 認知症の症状

表❷ 高齢期に多い疾患

- 悪性腫瘍
- 脳血管疾患
  - 脳卒中　・脳梗塞
  - 脳出血　・くも膜下出血
- 循環器疾患
  - 高血圧　・狭心症・心筋梗塞
  - 不整脈
- パーキンソン病
- 肺炎
- 糖尿病
- 骨粗鬆症

認められる中核症状と、環境や身体状況によって影響を受け、二次的に出現する周辺症状（BPSD：Behavioral and Psychological Symptoms of Dementia）に分けられます（**図1**）。

認知症は進行性の疾患ですが、認知症の種類によって、また個人によって、生活上の不具合の現れ方は異なります。できるかぎり機能低下を防ぎ、生活の質を保っていけるよう、口腔内だけでなく、患者の全体像と生活環境も観察するようにしましょう。

高齢期に多い疾患

高齢者は一人で複数の疾患を抱えていることが多く（**表2**）、それに伴って服用する薬剤も多くなる傾向があります。ストレスがかかりやすい歯科診療に際しては、循環器疾患を抱えている方などはとくに注意が必要です。

全身状態は、日々刻々と変化するものも多く、常に最新の状況を正確に把握するためには、来院のたびに医療面接を行い、記録に残すことによって、情報共有しておくことが必要です。また、複数の薬剤を服用していることが多いため、「お薬手帳」などによって処方薬の内容や服薬アドヒアランス（決められたとおりに服薬できているか）、起こり得る副作用などを確認しておく必要があります。

高齢期の栄養

高齢者は、エネルギーや栄養素の摂取が必要量より不足している低栄養の状態を認められることが多くあります。とくに、口腔の問題によって食事量が低下し、低栄養に至るケースもあります。

食欲低下や体重減少の有無などを確認し、早期発見・早期対処に繋げることが大切です。

 フレイル

フレイル（Frailty）とは、高齢期に生理的予備能が低下することで、ストレスに対する脆弱性が亢進し、生活機能障害、要介護状態、死亡などに陥りやすい状態のことです。脳卒中のように健康で自立した生活から、突然、要介護状態に至るケースもありますが、多くの高齢者は、フレイルという中間的な段階から、徐々に日常生活に何らかのサポートを必要とする介護状態に至ると考えられています[3]。

フレイルについては、まだ世界的なコンセンサスがないため、全身の筋力低下や運動機能の低下、転倒・骨折といった「身体の虚弱（フィジカル・フレイル）」を中心に考えられる傾向があります。しかし、実際には、認知機能障害や老年期うつなどの精神・心理的問題による「こころの虚弱（メンタル・フレイル）」や、経済的な困窮や独居など社会的問題による「社会性のフレイル（ソーシャル・フレイル）」も含め、多面的に捉える必要があります（図2）[3]。

Friedらによって提唱された「フレイル・サイクル」[4]では、後で述べるサルコペニアを含む筋力の低下、疲労、消費エネルギー量の低下といった悪循環が示されています（図3）。

フレイルは、しかるべきタイミングで介入をすることにより、再び健常な状態に戻るという「可

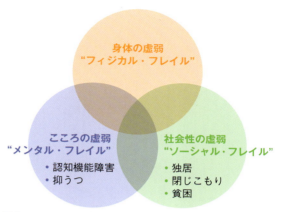

図❷　フレイルの多面性

逆性」も含んでいます。つまり、フレイルに陥った高齢者を早期に発見し、適切な介入をすることで、生活機能の維持・向上を図ることが期待されています[5]。

フレイルは、食欲低下や低栄養といった「食べること」、閉じこもりによる「コミュニケーションの欠如」など、口腔やQOLに直結した問題となります。そのため、歯科衛生士はフレイルの徴候を早期に発見し、介入していく役割を期待されています。

 サルコペニア

フレイルの中心的な原因として考えられているのがサルコペニア（Sarcopienia）です。これは加齢に伴う進行性、全身性の筋肉量の減少と筋力低下のことで、身体機能障害やQOL低下、死のリスクも伴うとされています（図4）[6]。

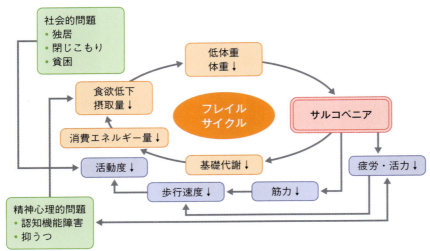

図❸　フレイル・サイクル（参考文献5）より引用改変）

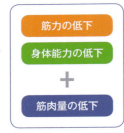

図❹　サルコペニアの診断基準

　筋肉量は、加齢に伴って次第に減少し、70歳代後半では、筋力は20歳代の60％まで低下するといわれています[5]。

　サルコペニアには、加齢以外の原因がないもの（一次性サルコペニア）のほか、二次性サルコペニアといって、ベッド上安静などの不活動によるサルコペニア、エネルギーとタンパク質の摂取不足によって生じるサルコペニア、疾患に関連したサルコペニアも含まれています。

　また、脂肪の消費が減少するために脂肪が増加し、サルコペニアと肥満を合併したサルコペニア肥満は、体重減少が目立たないため、見落とされやすいです。これは、生活習慣病のリスクが高く、日常生活動作や歩行などの身体機能の低下から、寝たきりのリスクを高めるとされています[5]。

フレイルに気づくために

　患者が定期的に検診やメインテナンスに訪れる歯科医院は、高齢期のフレイルに気づき、予防する絶好の場でもあります。加齢による心と体の変化は、確実に口腔にかかわっていきます。来院ごとに患者の様子を記録に残しておくことで、その経過を「見える化」することができます。

　患者と長期にわたってかかわり、一人ひとりの生活環境や性格、人柄をよく知る歯科衛生士だからこそ、そのちょっとした変化に気づき、かかわることができます（図5）。咀嚼機能などの口腔機能の低下は、フレイルやサルコペニアにも関連しているといわれています。歯科衛生士は、高齢者のフレイルのゲートキーパー（門番）の役割も

患者が来院してからチェアーに導入するまで

- 待合室の椅子からの立ち上がり
  →四肢のバランス、ふらつきの有無
- 待合室からチェアーまでの移動
  →歩くスピード、歩き方、姿勢の変化、体形の変化（上肢・下肢の太さの変化）移動のスムーズさ
- 身だしなみの変化
  →服装や化粧の変化
  髪型など、身だしなみに対する意識
  洋服の季節感など

患者とのコミュニケーション

- 発音の明瞭度
- 大きなライフイベント
  →転居や近親者との死別など
- 前回来院時との体重の変化
- 表情の変化、表情の乏しさ
- 趣味や外出頻度の変化

ブラッシング指導（歯科保健指導）時

- 口腔清掃習慣の変化
  例）プラークや食物残渣の量が多くなった
     持参した歯ブラシの管理状況が悪い、口臭が気になり始めた
- 指導内容に対する反応の変化
- 口腔清掃用具の把持などによる握力や巧緻性の変化
- リンシング、ガーグリングなど、うがいの実施能力
  →口唇閉鎖力や嚥下機能

図❺　フレイルの気づきのポイント

加齢に伴う心身機能の変化

果たせるのです。口腔だけでなく、高齢者特有のこころと体の変化にいち早く気づく視点が、私たち歯科衛生士に求められています。　　　　　[小原]

【参考文献】

1）全国歯科衛生士教育協議会（監）：最新歯科衛生士教本 高齢者歯科 第2版，医歯薬出版，東京，2013：34-38．
2）日本老年医学会（編）：健康長寿診療ハンドブック 実地医家のための老年医学のエッセンス．日本老年医学会，東京，2011：12-24．
3）日本老年医学会：フレイルに関する日本老年医学会からのステートメント．https://www.jpn-geriat-soc.or.jp/info/topics/pdf/20140513_01_01.pdf
4）Fried LP, Tangen CM, Walston J, Newman AB, et. al.: Frailty in older adults: evidence for a phenotype. J Gerontol A Biol Sci, 56: 146-56, 2001.
5）平野浩彦，飯島勝矢，菊谷 武，渡邊 裕，戸原 玄（編）：実践！ オーラルフレイル対応マニュアル．東京都福祉保健財団，2016：8-16．
6）Cruz-Jentoft AJ, Baeyens JP, Bauer JM, Boirie Y, et. al.: Sarcopenia: European consensus on definition and diagnosis: Report of the European Working Group on Sarcopenia in Older People. Age Aging, 39: 412-23, 2010.

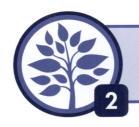

加齢に伴う口腔の変化

　口腔における加齢による変化は、さまざまな要因がかかわるため、個人差が大きいのが特徴です。とくに歯の喪失による変化は影響が大きく、さらに全身疾患や服用薬剤による影響も受けるため、目に見えている変化以外の複合的な要因も考慮する必要があります。「木を見て森を見ず」にならないよう、「木も見て、森も見る！」視点が必要なります。

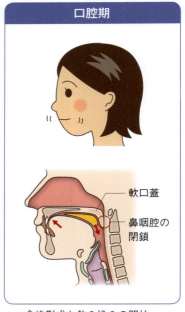

a：食べものの認知
- 食べものを見る、触る、においを嗅ぐなどして認知
- 過去の経験から判断

b：食べものの取り込みと咀嚼
- 食べものの物性についての情報をキャッチ
- 咀嚼開始

c：食塊形成と飲み込みの開始
- 唾液と混ぜて食塊を形成
- 鼻咽腔の閉鎖、軟口蓋の挙上
- 咽頭への押し込み開始

図❶ a〜f　摂食嚥下のプロセス（参考文献[1]より引用改変）

食べるために必要な機能

加齢に伴って生じる口腔のさまざまな変化に触れる前に、食べるための機能について確認します。食べる機能は、食べものの流れに沿って、大きく5つのステージに分けられます（**図1a～f**）[1,2]。

1．先行（認知）期（図1a）

食べものを認知して口に取り込むまでのステージを、先行（認知）期といいます。目で見て（視覚）、手に触れて（触覚）、においを嗅いで（嗅覚）、音を聞く（聴覚）など、五感を用います。そして、自分の過去の経験と照らし合わせ、「食べてよいものなのかどうか」、「どんな食べものか」、「どうやって食べるのか」、「口に運ぶ量はどのくらいか」、「好きか、嫌いか」など、さまざまな判断をしています。

2．準備（咀嚼）期（図1b）

食べものを口に入れると、最初に口唇や前歯で

加齢に伴う口腔の変化

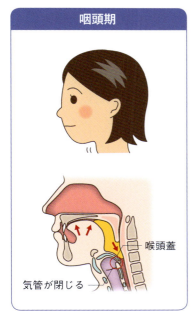

d：咽頭（のど）への送り込み
- 舌の後方による食べものの押し込み
- 喉頭蓋の倒れ込み、気管の閉鎖

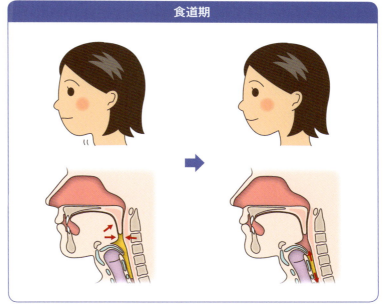

e：食道への送り込み
- 咽頭後壁と舌根部が接する
- 食道への送り込み

f：飲み込みの完了
- 食道への食べものの押し込み完了
- 喉頭蓋の挙上、気道の開放、呼吸再開

適当な大きさに切り取り、舌で食べものを保持します。このとき、食べものの硬さ、形、大きさ、温度などのさまざまな情報を、口唇、歯、舌などの器官でキャッチし、どのくらい噛んだら飲み込めるかといった処理方法を、自らの経験から判断しています。口に取り込んだ食べものは、咀嚼運動で粉砕し、唾液と混ぜ合わせて食塊を形成し、飲み込むための準備をします。

準備（咀嚼）期は、食べものがこぼれ落ちないように口唇をしっかり閉鎖し、頬筋は上下の歯で咀嚼した食べものを口腔内で保持するなど、歯だけではなく、口腔のさまざまな器官が互いに協調しながら運動をしています。

3．口腔期（図1c）

口腔期とは、食べものを咽頭に送り出すステージであり、咀嚼筋や舌筋など、口腔周囲の多くの筋肉や神経が関与しています。意識的な運動である随意運動から、無意識に反射的な運動である不随意運動へと移行していく時期になります。このステージでは口は閉じていて、舌尖は上顎前歯部付近を持ち上げるようにして動かし、舌根部は軟口蓋に触れるようにして持ち上がることで、舌の上にのっている食塊を咽頭へとスムーズに移動させます。

咽頭部が開くことで、食塊を咽頭部に流すための経路ができます。このとき、軟口蓋が持ち上がることで口蓋と鼻腔が閉鎖（鼻咽腔閉鎖）し、遮断されます。これは、食べものが鼻腔に侵入するのを防いでいるためで、食塊が咽頭に入るまでの間は、一時的に呼吸が停止します（約1〜1.5秒）。舌の前方は口蓋に強く押し付けられるため、波打つように動かしながら食塊を咽頭部まで流し込むような動きをします。つまり、嚥下には口腔機能だけではなく、呼吸のタイミングも大切であるといえます。

4．咽頭期（図1d）

食塊が咽頭部に送り込まれ、食道入口部を通過するまでのステージを咽頭期といいます。このステージは、無意識的な反射性の運動（不随意運動）へと移っていきます。舌の後方が口蓋や軟口蓋に向かって動くことにより、食塊を下咽頭まで送り込みます。咽頭筋は下咽頭を引き上げるように動き、喉頭口は喉頭蓋によって閉鎖され、食塊が気道へ流れ込まないようにする防御システムが働きます。食塊は、嚥下するときに一部喉頭蓋の上を通過しますが、ほとんどは喉頭口の左右に位置する梨状陥凹を通過します。

5．食道期（図1e、f）

舌根部が咽頭の後方に向かって食塊を押し込むため、咽頭の後壁は前方に張り出します。食塊がすべて食道に送り込まれると、食道の蠕動運動によって胃へと向かいます。以上のプロセスが終了すると、喉頭蓋が跳ね上がることで気道が開き、呼吸が再開します。

口腔機能の変化

1．感覚機能[3, 4]

食べものや飲みものの体積や粘度、温度の情報

表❶ 口腔乾燥を引き起こす可能性のある薬剤

循環器用薬	降圧利尿薬、交感神経抑制薬、血管拡張作用薬、抗狭心症薬、昇圧薬、低血圧症治療薬
精神科用薬	催眠・鎮静薬、抗不安薬、抗精神病薬、抗うつ薬、抗そう薬、精神刺激薬、抗めまい薬、抗てんかん薬、抗パーキンソン薬、自律神経作用薬
抗アレルギー薬	抗ヒスタミン薬
呼吸器用薬	呼吸促進薬、気管支拡張・喘息治療薬、鎮痰薬、去痰薬
解熱 鎮痛 抗消炎薬	
消化器用薬	酸分泌抑制薬、健胃薬

は、口腔・咽頭の感覚受容器が反応することによって得られ、嚥下の反射が誘発されます。触覚・味覚・温度感覚といった口腔の知覚機能は、加齢によって変化が起こります。たとえば加齢により、味の濃さや温度刺激、テクスチャー（触覚刺激）が少ない食べものへの刺激を感じにくくなり、飲み込みのタイミングのずれが生じやすくなるといわれています。

味覚は、甘味・酸味・塩味・苦味・うま味といった5つの基本味のなかで、塩味が影響を受けやすいとされています。高齢期における味覚の変化は、加齢そのものによるだけではなく、全身疾患、服用薬剤による副作用、嗜好の変化のほか、唾液分泌量の低下も関係しています。

2．唾液分泌

加齢に伴って腺房細胞が萎縮することにより、唾液の性状変化が起こります。唾液の分泌量そのものは加齢によっては大きく変化はしないとされていますが、高齢者が服用している薬剤による影響を強く受けます（**表1**）[5]。また、自己免疫疾患などの全身疾患が原因で、唾液分泌量の減少に伴う口腔乾燥が生じるとされています。

唾液は食べものの消化吸収に不可欠なだけではなく、抗菌作用、緩衝作用、再石灰化作用など口腔を守る多様な働きをもっています[6]。唾液分泌の低下はQOLの低下に直結するだけではなく、う蝕や粘膜炎など、さまざまな影響を及ぼすため、原因や症状に応じた対応が必要となります。

3. 咀嚼機能

咀嚼機能の低下をもたらす一番の原因は、歯の喪失によるものが大きいとされています。しかし、それ以外にも咬耗・摩耗などの歯の器質的な変化、顎関節などの運動機能による問題など、原因は一様ではありません。義歯の不適合など、機能低下を促進する因子もかかわるため、機能低下の程度は個人差が非常に大きいのが特徴です。

4. 摂食嚥下障害

高齢になると、加齢に伴う変化に加えて、全身疾患や服用薬剤の影響により、咀嚼ができない、うまく飲み込めない、むせ込むなどといった食べる機能の障害である摂食嚥下障害のリスクが高まります。

5. 誤嚥[7]

誤嚥とは、声帯を越えて気管内に唾液や食べものが侵入することを指します。一方、声帯を越えなくても、喉頭内に食べものが侵入した状態を「喉頭内侵入」といいます。食べものおよび唾液の誤嚥や喉頭内侵入が起こると、喀出(かくしゅつ)（咳などで出そうとする反射：咳嗽反射）が起こります。むせ込んでいるときには、誤嚥もしくは喉頭内侵入を生じている可能性が高い一方、誤嚥していてもむせ込まず、睡眠中に無意識に唾液とともに細菌が呼吸器に入る場合もあります。そのため、「むせる誤嚥（顕性誤嚥）」だけではなく、「むせない誤嚥（不顕性誤嚥）」にも注意が必要になります。

🍃 オーラルフレイル[2,8]

高齢期の予防を考えるうえでは、う蝕や歯周病の予防といった口腔疾患の予防だけではなく、咀嚼・嚥下といった口腔機能低下を予防するという視点が求められることになります。口腔機能は、「食べる」、「話す」、「呼吸する」といった QOL に直結しています。社会との繋がりを保ちながら活き活きと生活し、体を動かすためには、しっかり食べることがとても重要です。

オーラルフレイルは、フレイルのステージのなかで、社会との繋がりが低下し始める第1段階、不可逆的な身体虚弱や低栄養を来す第3段階の間に位置し、食べこぼしや嚙めない食べものの増加、口唇や舌の巧緻性の低下といった口腔の軽微な機能低下を特徴としています（**図2**）。患者の生活背景や性格などを熟知し、長期にわたってかかわる担当歯科衛生士は、口腔領域の些細な機能の低下（オーラルフレイル）をいち早くキャッチし、機能低下を予防する働きかけを行う重要な役割を担っています。

要介護の入口となるフレイルを予防することは、健康寿命の延伸には不可欠です。このフレイルの予防には、食べる力を維持することが極めて重要です。高齢期では、疾患の予防に加えて、機能の面を重視したかかわりが求められます。　［小原］

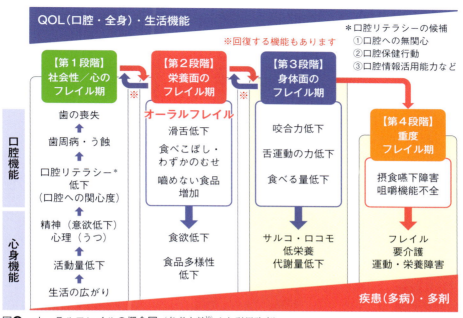

図❷　オーラルフレイルの概念図（参考文献10)より引用改変）

【参考文献】

1) 菊谷 武, 田村文誉, 水上美樹（編）：わかる・気づく・対応できる！ 診療室からはじめる口腔機能へのアプローチ. 医歯薬出版, 東京, 2016：46-52.
2) 平野浩彦, 飯島勝矢, 菊谷 武, 渡邊 裕, 戸原玄（編）：実践！オーラルフレイル対応マニュアル. 東京都福祉保健財団, 東京, 2016：36-39.
3) 全国歯科衛生士教育協議会（監）：最新歯科衛生士教本 高齢者歯科 第2版. 医歯薬出版, 東京, 2013：39-45.
4) 森戸光彦, 植田耕一郎, 柿木保明, 菊谷 武, 小正 裕, 佐藤裕二：高齢者歯科学 第2版, 永末書店, 京都, 2014：46-56.
5) 戸原 玄（編）：シニア世代のお口を守り健康長寿に導くプロをめざそう. デンタルダイヤモンド社, 東京, 2014：88.
6) 全国歯科衛生士教育協議会（監）：最新歯科衛生士教本 保健生態学 第2版. 医歯薬出版, 東京, 2015：95-98.
7) 出江紳一, 鎌倉やよい, 熊倉勇美, 弘中祥司, 藤島一郎, 松尾浩一郎, 山田好秋（編）：摂食嚥下リハビリテーション 第3版. 才藤栄一, 植田耕一郎（監）, 医歯薬出版, 東京, 2016：18.
8) 日本老年歯科医学会（編）：老年歯科医学用語辞典 第2版. 医歯薬出版, 東京, 2016：85.
9) 飯島勝矢：フレイル予防のための多面的アプローチ：高齢期の食力からの再考. Progress in Medicine, 36(9)：1149-1155, 2016.
10) 飯島勝矢, 鈴木隆雄, 他：平成25年度老人保健健康増進等事業「食（栄養）および口腔機能に着目した加齢症候群の概念の確立と介護予防（虚弱化予防）から要介護状態に至る口腔ケアの包括的対策の構築に関する研究」報告書. 独立行政法人国立長寿医療研究センター, 2014.

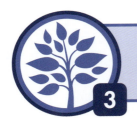

口腔機能評価

　加齢や病気・障害などで口腔機能が低下してリスクが高まると、口腔機能に不調和が生じ、日常生活に問題が生じます。口腔機能の維持・向上は、疾病の予防および生活の質（QOL）の向上に繋がります。そのため、的確な評価によって口腔機能低下の兆候を早期に把握する必要があります。歯科衛生士はそれぞれの口腔機能の評価方法の目的と方法を理解し、正確にアセスメントしてケアに活用していくスキルが求められます。そこで本項では、口腔機能評価について解説します。

 口腔機能評価方法

1．運動機能評価

　運動能力・運動速度・運動の巧緻性をみて、運動機能を評価します。

● リンシング（ぶくぶくうがい）

　口唇閉鎖、口腔と咽頭の遮断など、それぞれの器官の運動機能が正常であるかを評価します。口唇閉鎖機能が低下している場合は、口角から「水がこぼれ落ちる」、「水を飲んでしまう」など、頬を膨らますことができず、ぶくぶくうがいが困難となります。

● ガーグリング（ガラガラうがい）

　頸部を後屈させ、舌口蓋閉鎖によって呼気を少しずつ吐くことが可能かを評価します。舌口蓋閉鎖機能が低下している場合は、「水を飲んでしまう」、「むせてしまう」など、ガラガラうがいが困難となります。

リンシング（ぶくぶくうがい）

方法：口に水を含み、口唇を閉鎖し、舌の後方を持ち上げ、軟口蓋を下方に保ち、口腔と咽頭を遮断することで頬を膨らまします。頬を膨らます、へこますを繰り返します（図1）。

評価：5段階で評価します（表1）。

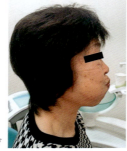

図❶　リンシング

表❶　リンシング評価基準

	評価基準
1	できる
2	口角から少量の水がこぼれ落ちる
3	口角から大量の水がこぼれる
4	水を飲んでしまう。水が鼻に回る
5	測定不可

ガーグリング(ガラガラうがい)

方法:口に水を含み、頸部を後屈させ、舌の後方を持ち上げ、舌口蓋閉鎖によって呼気を少しずつ吐きながら行います(図2)。
評価:5段階で評価します(表2)。

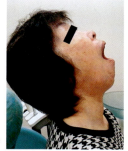

図❷　ガーグリング

表❷　ガーグリング評価基準

	評価基準
1	できる
2	水を少し飲んでしまう
3	むせる
4	むせてできない
5	測定不可

オーラルディアドコキネシス(舌口唇運動機能評価)

方法:「パ」、「タ」、「カ」をそれぞれできるだけ早く発音させて10秒間測定し、1秒間に換算して記録します。また、「パ」、「タ」、「カ」を、連続で繰り返し発音してもらい、発音回数を測定します。途中で息継ぎしてもよいと伝えます。「健口くんハンディ」を使用すると、5秒間の積算回数と発音回数が計測可能です(図3)。その他、検査者が聞き取った音を、紙に点で打ち、カウントする方法もあります。
評価:「パ」、「タ」、「カ」のいずれかの1秒当たりの回数が6回未満の状態を、舌口唇運動機能低下とします(表3)。

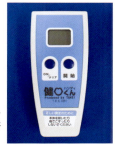

図❸　健口くんハンディ(竹井機器工業)

表❸　オーラルディアドコキネシス評価基準

評価基準		
発音	運動	回数
pa（パ）	口唇の動き	(　　)回／秒
ta（タ）	舌前方の動き	(　　)回／秒
ka（カ）	舌後方の動き	(　　)回／秒
pa/ta/ka/	「パ」「タ」「カ」の繰り返し	(　　)回／秒

● オーラルディアドコキネシス(舌口唇運動機能評価)
「パ」、「タ」、「カ」の発音にて、舌・口唇・軟口蓋などの運動の速度や、巧緻性による舌・口唇の運動機能を発音回数・リズムで評価します。

咬合力評価

方法：咬筋は、人差し指、中指、薬指の指先で左右の耳の付け根の下付近を（**図4a**）、側頭筋は、人差し指、中指、薬指の指先で、左右の眉尻の横に触れ（**図4b**）、できるだけ奥歯で強く噛んでもらい、咬筋や側頭筋が緊張して硬くなる感覚を、左右それぞれを3段階で評価します。義歯使用者は、義歯を装着した状態で計測します。

評価：3段階で評価します（**表4**）。

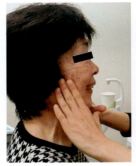
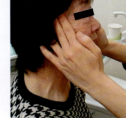

図❹a 咬筋触診　　図❹b 側頭筋触診

表❹　咬合力評価基準

		評価基準
1	強い	指先が強く押される
		咬筋が硬くなっているのを、明確に触診できる
2	弱い	指先が弱く押される
		咬筋が硬くなっているのを、ほとんど触診できない
3	なし	指先が押されている感覚がほとんどない
		咬筋が硬くなっているのを、まったく触診できない

2．咀嚼機能評価（噛む力を評価）

●咬合力評価

　口腔周囲の筋肉で咀嚼にかかわる咬筋と側頭筋を触診し、咀嚼筋の筋力低下を評価します。

●咀嚼力評価

　咀嚼力判定ガム（XYLITOL咀嚼チェックガム、ロッテ：**図5**）を用い、視覚的に咀嚼能力を評価します。咀嚼機能低下は、食べこぼしや嚥下時のむせ、噛めない食品が増えるなど、咬合力や舌の運動能力が低下し、低栄養や代謝量低下を起こすこともあります。

3．嚥下機能評価（飲み込む力の評価）

●RSST（反復唾液嚥下テスト）

　咽頭隆起と舌骨相当部に指の腹を当てて、唾液（空）嚥下運動を繰り返し、その回数をカウントします。

咀嚼力評価

方法：通常のガムのように、60回噛んでもらいます。総義歯の使用などで咀嚼力が著しく低下している場合は、100回噛んでもらいます。

評価：咀嚼後、付属のカラーチャート（図6）にて5段階で評価します。右にいくに従って、よく噛めていると評価されます。

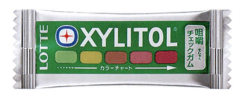

図❺　XYLITOL 咀嚼チェックガム（ロッテ）

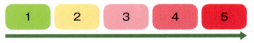

図❻　咀嚼力判定ガムの評価基準（カラーチャート）

RSST（反復唾液嚥下テスト）

方法：30秒間に、空嚥下を可能なかぎりしてもらいます。飲み込む際に、喉頭が約2横指分もち上がるので、評価者は人差し指と中指の腹を当てて、喉頭の動きを確認しながら評価します（図7）。最大1分間観察し、1～3回目の飲み込みに要した時間を記録します（表5）。口腔乾燥がある場合には、水分を摂取するなどして、湿潤させてから実施します。

評価：30秒間に3回以上の場合を正常とし、30秒間に2回以下の場合は不良になります。

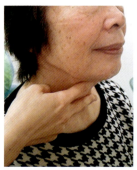

図❼　RSST（反復唾液嚥下テスト）の様子

表❺　RSST（反復唾液嚥下テスト）の評価基準

	評価基準	
A	30秒間の回数（	回）
B	1回目（	秒）
B	2回目（	秒）
B	3回目（	秒）

改訂水飲みテスト

方法：冷水 3 mL を口腔底、または舌背に注ぎ、嚥下してもらいます。可能なら、追加して 2 回嚥下運動してもらい、最も悪い嚥下活動を評価します。
評価：5 段階で評価します（表6）。

表❻　改訂水飲みテストの評価基準

	嚥下	呼吸	むせ・湿性嗄声	評価
1	なし		and/or むせる	重度の嚥下障害
2	あり	呼吸切迫		無症候性誤嚥の疑い
3	あり	呼吸良好	むせる and/or 湿性嗄声	誤嚥の疑い
4	あり	呼吸良好	むせない	正常の可能性が極めて高い
5	4 に加え、追加嚥下が30秒以内に 2 回可能			正常

● 改訂水飲みテスト

　冷水 3 mL を嚥下する段階を観察し、評価します。禁飲水の人には実施できません。

● 舌圧計測（舌圧測定器：JMS 社）

　舌は、食べものを歯列に運んで歯で粉砕したあと、唾液と混和させて食塊を形成して丸め、口蓋と舌との間で加圧しながら咽頭へと送り込む機能を評価します。

　オーラルフレイル（口腔の軽微な衰え）に対して、日常生活のなかの小さな変化を見逃さず、口腔機能低下を早期発見、早期対処することが重要です。そのためには、口腔機能評価を行い、個別に合わせた口腔機能向上プログラムを作成し、実践することが求められます。オーラルフレイルを予防することは、高齢者が日常生活を楽しむために欠かせない食べることや話すことを支援し、全身の健康、心理面への影響も含め、QOL（生活の質）を向上させることに繋がります。つまり、オーラルフレイル予防は、フレイル予防への出発点なのです。

　　　　　　　　　　　　　　　　［松下］

舌圧計測

方法：デジタル舌圧計に接続した舌圧プローブのバルーンを、舌上に挿入します。最大の力で5〜7秒間、舌先端部を口蓋に挙上させ、バルーンを押しつぶす力を測定します（図8、9）。

評価：表7参照。

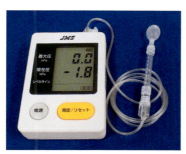

図❽ JMS 舌圧測定器

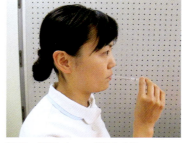

図❾ 舌圧プローブ挿入方法

表❼ 舌圧評価基準

対象者	成人男性	成人女性	60歳代	70歳以上
平均値±標準偏差	45±10	37±9	38±9	32±9

【参考文献】

1) 水口俊介，他：高齢期における口腔機能低下—学会見解論文 2016年度版—．日本老年歯科医学会 学術委員会，http://www.gerodontology.jp/committee/file/paper_20161124.pdf
2) 平野浩彦，飯島勝矢，菊谷 武，渡邊 裕，戸原 玄：実践！オーラルフレイル対応マニュアル．東京都福祉保健財団，東京，2016．
3) 厚生労働省：口腔機能向上マニュアル 〜高齢者が一生おいしく、楽しく、安全な食生活を営むために〜（改訂版）．http://www.mhlw.go.jp/topics/2009/05/dl/tp0501-1f.pdf
4) 全国国民健康保険診療施設協議会：口腔機能向上マニュアル（国診協版）．http://www.kokushinkyo.or.jp/Portals/0/Report-houkokusyo/H20/H20国診協マニュアル_口腔機能向上.pdf
5) 津賀一弘：簡易型舌圧測定装置を用いる最大舌圧の測定，顎口腔機能の評価．日本顎口腔機能学会，徳島，2010：41-44．

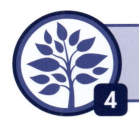

口腔機能トレーニング

　口腔機能トレーニングは、機能低下が顕在化する前からの早期介入が必要です。「むせ」や「食べこぼし」などの微細な衰えを早期に発見し、介入することで、機能低下の進行を食い止めることが望まれます。また、高齢者自身が「虚弱予防のために何をするべきか」を認識し、自発的に日常生活のなかに口腔機能訓練を取り入れてもらうことが重要です（**表1**）。

口腔機能トレーニング

　口腔機能トレーニングは、簡単に、短時間で繰り返すことができ、脳への刺激にもなります。口腔機能アセスメントで高齢者の個々の問題点を把握し、トレーニングメニューを組み合わせていきましょう（**表2**）。

　口腔機能評価で、舌圧計測の数値が低い場合は、舌のトレーニングを行います（**図1**）。舌のトレーニング器具として、ペコぱんだ®（JMS社：**図2**）を用いた方法も有効です。硬さは5種類あり、舌圧測定器（JMS社）で測定した舌の筋力（P.125参照）に合わせて選択できます。

　以下、RSST（反復唾液嚥下テスト）、リンシング、ガーグリング、オーラルディアドコキネシス、改訂水飲みテストで評価が低い場合に行うトレーニング方法を**図3〜7**に記します。　　　［森田］

表❶ 口腔機能トレーニングの実施による効果（参考文献[1]より引用改変）

- 食べる楽しみを得ることから、生活意欲の高揚が図れる
- 会話、笑顔がはずみ、社会参加が継続する
- 自立した生活と日常生活動作の維持、向上が図れる
- 低栄養、脱水を予防する
- 誤嚥、肺炎、窒息を予防する
- 口腔内の崩壊（う蝕、歯周病、義歯不適合）を予防する
- 経口摂取の質と量が高まる

表❷ 機能低下が認められたアセスメント項目とその改善のためのトレーニング法の例

検査項目	トレーニング方法
舌圧計測	舌トレーニング、ペコぱんだ®
RSST（反復唾液嚥下テスト）	舌骨上筋群訓練（シャキア訓練：図3）[2]
リンシング	頬ふくらませ体操（図4）
ガーグリング	舌骨上筋群訓練（シャキア訓練）
オーラルディアドコキネシス	パタカトレーニング（図5）、ブローイング（図6）[3]、イーウートレーニング（図7）
改訂水飲みテスト	舌骨上筋群訓練（シャキア訓練）

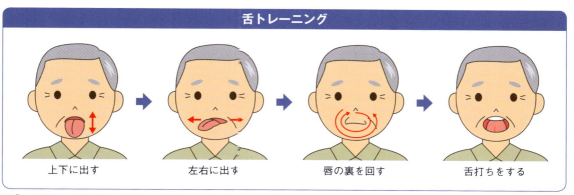

図❶ 舌機能、構音機能の強化。嚥下障害や発音障害の改善

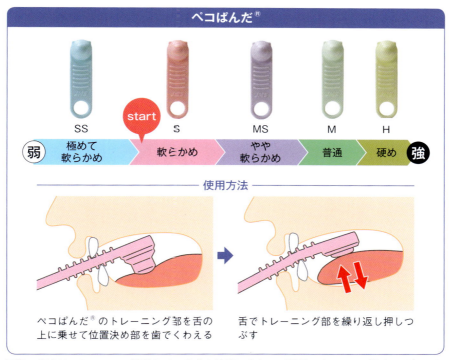

図❷ 硬度はSS～Hの5種類あり、患者の状態に合わせて選択できる。S（軟らかめ）から始めて筋力アップを目指す

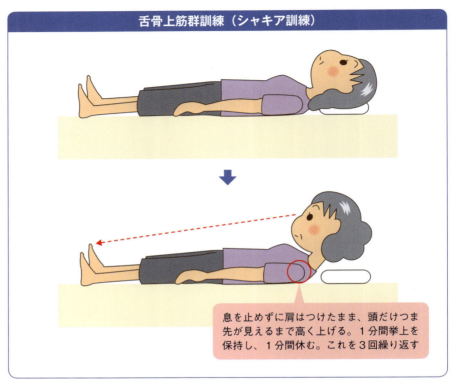

図❸　舌骨上筋群の強化。首に痛みのある方、整形外科に通院している方は、かかりつけ医に相談のうえ実施

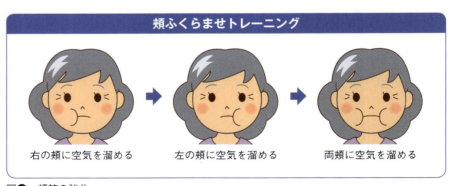

図❹　頬筋の強化

パタカトレーニング

「パパパ」、「タタタ」、「カカカ」、「パ・タ・カ」を10〜20回程度連続して大きく発音する。嚥下時に口をしっかり閉じられるよう、口唇閉鎖力の向上を図る

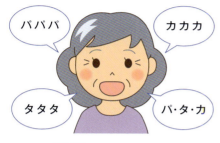

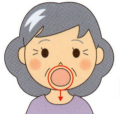

パ 口唇閉鎖力の向上

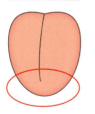

タ 舌前方の上下運動力の向上

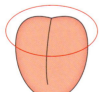

カ 舌後方の運動と軟口蓋の運動能力向上

図❺　口唇閉鎖力の強化

ブローイング訓練

コップの中の水の粘性や量を変えると、難易度が変わる

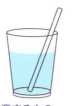
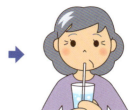

用意するもの
- 水を入れたコップ
- ストロー

ストローをくわえ息を吹き込む

図❻　鼻咽腔閉鎖の強化

「イー」「ウー」トレーニング

「イー」、「ウー」を交互に発声しながら5〜10回繰り返す

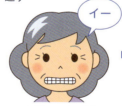
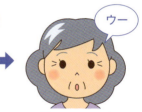

口を思いっきり引き「イー」と強く発音

口を思いっきりすぼめて「ウー」と力を入れる

図❼　口唇閉鎖力の強化

口腔機能トレーニング

【参考文献】

1) 厚生労働省：口腔機能向上マニュアル 〜高齢者が一生おいしく、楽しく、安全な食生活を営むために〜（改訂版）．http://www.mhlw.go.jp/topics/2009/05/dl/tp0501-1f.pdf
2) 才藤栄一，植田耕一郎（監），出江紳一，鎌倉やよい，熊倉勇美，弘中祥司，藤島一郎，松尾浩一郎，山田好秋（編）：摂食嚥下リハビリテーション 第3版．医歯薬出版，東京，2016：203.
3) 藤島一郎（監），聖隷嚥下チーム：嚥下障害ポケットマニュアル 第3版．医歯薬出版，東京，2011：135.

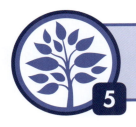

高齢期におけるセルフケアの重要性

 高齢者の口腔内の変化

　平成28年度の歯科疾患実態調査によると、8020を達成した人口の割合が51.2%となり、今後も増えていくことが予想されます。

　高齢者の残存歯数が増えたことで咀嚼機能の維持が可能となりましたが、その反面、残っている歯をどのように管理するかが喫緊の課題となっています。

 口腔内細菌が全身に及ぼす影響

　口腔内細菌はう蝕や歯周病のみならず、誤嚥性肺炎や心疾患と密接に関係しています（**図1**）。セルフケアを適切に行うことにより、口腔内細菌をコントロールすることは、単に口腔内の清潔を保つだけではなく、全身の健康維持に寄与できると考えられます。

　また、口腔内細菌数の増加や口腔内環境の悪化に影響を与えるものとして、口腔機能の低下や唾液分泌量が注目されています。これらを考えると、歯ブラシなどによる機械的清掃に加え、口腔機能やドライマウスに着目したセルフケアが求められます。

　セルフケアの質を維持することは、患者の予後を考えるうえで重要です。どのライフステージにおいても、歯科衛生士は患者の「どこに問題があって、どう対応するか」という認識が必要です。とくに高齢期では、加齢に伴う口腔内や心身の変化を全身的、精神的、環境要因を意識して着眼すると、指導に必要なことが見えてくると思います（**表1**）。口腔所見のみならず、生活習慣や基礎疾患などをよく聴取し、患者を全身から捉えて判断を行うことが重要です。

［森田］

【参考文献】
1）厚生労働省：平成28年度歯科疾患実態調査. http://www.mhlw.go.jp/toukei/list/dl/62-28-02.pdf
2）Tada A, Shiiba M, Yokoe H, Hanada N, Tanzawa H: Relationship between oral motor dysfunction and oral bacteria in bedridden elderly. Oral Surg Oral Med Oral Pathol Oral Radiol Endod, 98: 184-188. 2004.
3）Munro CL, Grap MJ, Elswic RK Jr, McKinney J, Sessler CN, Hummel RS 3rd: Oral health status and development of ventilator-associated pneumonia: a descriptive study. Am J Criti Care, 15: 453-460 2006.

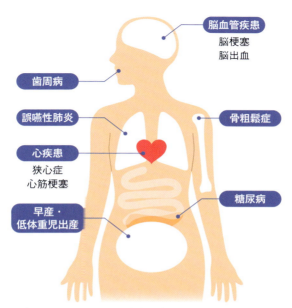

図❶　歯周病が影響する全身疾患

表❶　高齢者の加齢に伴う変化とセルフケアのポイント

セルフケアの影響因子	加齢に伴う変化	セルフケアのポイント
全身的要因	・運動機能の低下 ・感覚機能の低下	電動歯ブラシの活用など、シンプルなセルフケア方法にシフトすることで、運動・感覚機能を補う
	・全身疾患	服用薬剤などの確認
精神的要因	・記憶力低下 ・活動意欲の低下	繰り返しセルフケアの指導を行う
	・独自の健康観	患者独自の健康観を尊重する
環境要因	・生活活動範囲の縮小 ・独居 ・近親者の死 ・要介護	定期的なメインテナンスに来院してもらうことで、家への引きこもりを回避
		患者の心情を汲み取り、気持ちに寄り添った対応をする 介護者の理解と協力度

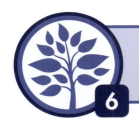

ドライマウスへの対応

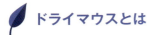 ドライマウスとは

　唾液は、口腔内の健康を保つために重要な役割を果たしています。そのため、加齢や薬物の副作用などによって引き起こされる唾液の減少は、多くの口腔疾患を引き起こします（P.114〜119参照）。唾液には「安静時唾液」と「刺激時唾液」があり、ドライマウスの対応を考えるうえで、それぞれがどのような働きをしているかを知ることも重要になります（図1 a、b）。

　安静時唾液は、常に口腔内に分泌され、口腔内を湿潤状態に保つものです。一方、刺激時唾液は、咀嚼や味覚などの刺激によって分泌が増加するものです。咬合支持を失った方や口腔機能が低下した方は、どうしても咀嚼回数が減ってしまうため、刺激時唾液の分泌量が減少します。刺激時唾液の分泌を維持するためには、歯科治療による咬合支持の回復を図り、口腔機能訓練や唾液腺マッサージをすることが望ましいと考えられます。

1．ドライマウスになる原因

　表1にドライマウスの原因を挙げます。

2．ドライマウスへの対応策

　ドライマウスにはさまざまな原因が考えられるため、それぞれの状態に合わせた対応が必要です。

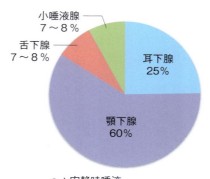

a：安静時唾液

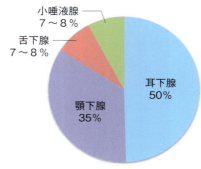

b：刺激時唾液

図❶　安静時唾液と刺激時唾液[2]

表❶ ドライマウスの原因（参考文献[1]より引用）

疾患によるもの	・シェーグレン症候群などの膠原病 ・糖尿病 ・多尿症 ・尿崩症 ・甲状腺機能亢進・低下症 ・唾液腺疾患 ・発熱・熱傷 ・うつ病 など
機能低下に関連したもの	・義歯不適合による口腔機能低下 ・麻痺による機能障害、口呼吸 など
疾患の治療に関連したもの	・放射線治療 ・薬物性口腔乾燥症 ・唾液腺の外科処置
その他	・生活習慣 ・生活環境

　たとえば、全身疾患が原因となっている場合、服用薬剤の変更や唾液の分泌を促進する薬剤の処方などが要検討となるので、医科への対診がポイントになります。

　以下、それぞれの原因における具体的な対策を示します。

 ## 水分補給

●高齢者に必要な水分

　高齢者は喉の渇きを感じにくかったり、トイレの回数を気にして水分の摂取が不足したりということが少なくありません。水分が摂れず、体内水分量が8％減少すると、唾液分泌速度はほぼゼロになります。その結果、口渇を招くだけではなく、血圧の低下や脱水症状、尿量の減少による尿路感染症や尿路結石、電解質異常といった全身疾患を発症することがあります。日頃から、こまめに水分を摂取するよう伝えましょう。

　もともと、高齢になるとエネルギー消費が低下し、発汗量および尿量も減少するため、水分排出量が減少していきます。1日当たりの水分摂取量の目安は、成人は1,800～2,000mLといわれていますが、高齢者は1,500mL、超高齢者（90歳以上）では900～1,200mLで十分と考えられています。

　1日の水分摂取量を把握するための工夫として、500mLのペットボトル3本を用意し、減り具合を確認するという方法があります。ただし、水分

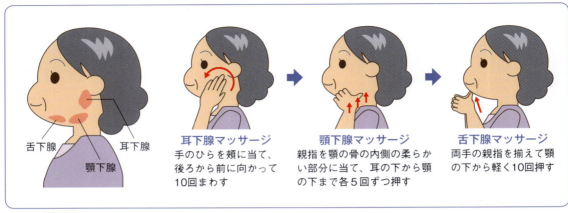

図❷　唾液腺マッサージ

表❷　唾液腺

	開口部	性状
耳下腺	耳下腺乳頭	漿液性
顎下腺	舌下小丘	混合性（漿液性優位）
舌下腺	舌下ヒダ	混合性（粘膜性優位）

は食事のなかにも含まれているため、あくまでも目安にすぎないという点も伝えておきましょう。

 唾液腺マッサージ

　ドライマウス対策として有効な方法の一つに、マッサージがあります。マッサージで三大唾液腺と呼ばれる「舌下腺」、「顎下腺」、「耳下腺」を刺激し、唾液の分泌を促すのが目的です（図2、表2）。ただし、シェーグレン症候群や自己免疫疾患の方、頭頸部放射線治療を行っている方は、唾液腺の機能に問題が生じている場合があり、唾液腺そのものをマッサージしても改善しないことがあります。その点も理解しておきましょう。

 口腔保湿剤の使用

　ドライマウス対策として、口腔保湿剤を使用する場合もあります。口腔保湿剤には、液体（洗口液タイプ）、ジェル（図3）、スプレーの3タイプがあり、患者の口腔内の状態や好み（味や使用感）に合わせて選択を行います。液体タイプは、違和

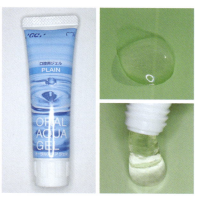
a：オーラルアクアジェル（ジーシー）

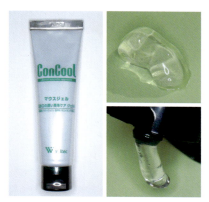
b：コンクール マウスジェル（ウエルテック）

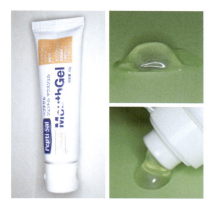
c：ペプチサル ジェントル マウスジェル（ティーアンドケー）

図❸ a～c　保湿剤の種類（ジェルタイプ）

感が少なく広がりがよいのが長所ですが、咽頭に流れ込みやすいという短所があります。ジェルタイプは、保持される時間は長いものの、塗りムラが出やすいのがデメリットです。スプレータイプは、携帯性に優れていますが、湿潤効果が短いというのが短所です。

　介護される方は歯磨剤や一般的な洗口剤との違いがわからないことも多いので、確認しておきましょう。

　口腔乾燥傾向の患者に対しては、ジェルタイプ

ドライマウスへの対応

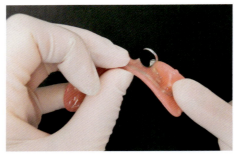

図❹ 義歯内面にジェルタイプの保湿剤を塗布することで、口腔湿潤以外にも、義歯性粘膜炎の予防や、義歯の維持・安定の効果も期待できる

ジェルタイプの使い方

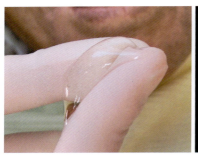

図❺a 左右の人差し指にジェルをつける

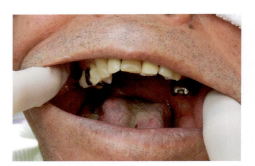

図❺b 口腔前庭の内側をマッサージしながら塗布する。その際、耳下腺開口部を意識してマッサージすることにより、機械的刺激を与えて漿液性の唾液分泌を促すことができる

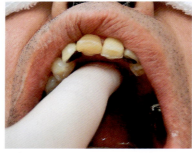

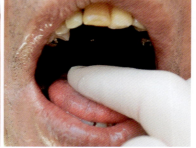

図❺c 口蓋・舌・歯肉の上にも塗布をする

スプレータイプの使い方

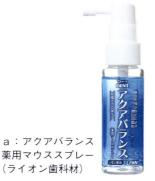
a：アクアバランス
薬用マウススプレー
（ライオン歯科材）

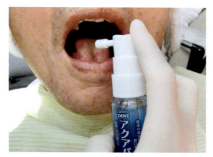
b：口内に3～4プッシュし、舌を回しながら全体に行きわたらせる

図❻ a、b　舌運動とレモンの香味によって、刺激時唾液の分泌を促すことができる。また、CPC（塩化セチルピリジニウム）配合なので、浮遊細菌へのアプローチも可能

の保湿剤を義歯内面に塗布することで、口腔湿潤だけでなく、義歯性粘膜炎の予防や、義歯の維持・安定も期待できます（図4）。ジェルタイプは図5、スプレータイプは図6のように使用します。

生活習慣の改善

安静時唾液の分泌を促すためには、日常生活において少しの時間でもよいので、リラックスした時間を作ることが有効です。活動的だったり緊張したりという状態は交感神経が優位になり、唾液の分泌を低下させてしまいます。

緊張すると口の中が渇くのは、誰もが経験したことがあるでしょう。リラックスした状態で過ごすと、休息や回復を促す副交感神経が交感神経よりも優位になります。これを意識するように伝えましょう。

また、就寝している間の喉の渇きが気になる方は、枕元にお茶や水を置いて眠ったり、加湿器をつけたりといったことを励行するとよいでしょう。

［森田］

【参考文献】
1）日本摂食嚥下リハビリテーション学会：第4分野 摂食・嚥下リハビリテーションの介入Ⅰ　口腔ケア・間接訓練．医歯薬出版，東京，2011：24．
2）Michael Edgar, Colin Dawes, Denis O'Mullane（編著），渡部 茂（監訳）：唾液 原著第3版 歯と口腔の健康．医歯薬出版，東京，2008．
3）田村佳奈美（編著）：高齢者の栄養ケアQ&A55．メディカ出版，大阪，2016．

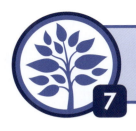

歯根面のセルフケア

　予防歯科医療が浸透し、定期的なメインテナンスで歯科に通院する患者が増えてきました。そのため、高齢者の残存歯数も年々増加しています。一方、歯周病が進行すると歯根面が露出するケースも多々あり、露出した歯根面は解剖学的形態の複雑さから、プラークコントロールが不良となってしまいます。これにより、根面う蝕のリスクが高まり、進行するとさらに治療が困難になります。

　歯周病を防ぎ、歯を長期的に保存するためには、よりいっそう予防歯科に取り組むことが大切です。歯科衛生士は根面う蝕に対する知識と対応策を理解しておくことが大切です。

エナメル質と象牙質の違い

　歯質を構成する組織には、エナメル質と象牙質がありますが、それぞれの特徴によってう蝕になるメカニズムにも違いがあります（**表1**）。そのメカニズムを知り、日々の治療に活かしていくことが大切なポイントです。

1．脱灰のメカニズムの違い

　エナメル質う蝕は、プラーク中のミュータンス菌をはじめとするう蝕原性細菌がつくる酸によってpHが下がることが原因です。臨界pHを下回ると、エナメル質に含まれるミネラルが溶け出し、脱灰が進行します（**図1 a**）。

　一方、象牙質は、エナメル質のミネラルが脱灰しても中胚葉由来であるため、コラーゲン線維は残ります。しかし、脱灰が進むとコラーゲンの分解が進み、う窩が形成されていきます（**図1 b**）。

　つまり、象牙質（歯根面）のう蝕はミネラルの脱灰を防ぐだけではなく、コラーゲンの分解に対策を講じることが、予防・進行抑制にとっての鍵となるのです。

　また、根面う蝕には、う窩が形成される前に「軟化（活動性）」という現象が起こります。この軟化の段階で早めに対処して進行を抑制し、「硬化（非活動性）」を高めることがポイントとなります（**表2**）。

2．臨界pHの違い

　歯が溶け出す臨界pHは、象牙質の場合、6.2〜6.7です。5.5のエナメル質に比べて、う蝕になりやすいので注意が必要です。肉や魚、お米などを摂取する食事でも、象牙質の脱灰が起こります（**図2**）。

　従来の予防は、エナメル質をターゲットとしたものがほとんどでした。しかし、このような特徴の違いから考えても、エナメル質のう蝕の予防だけでは効果が低いことに注目しましょう。

表❶　エナメル質と象牙質の比較

	エナメル質	象牙質
う窩形成	酸によるミネラルの脱灰	酸によるミネラルの脱灰 ➡ コラーゲンの分解
臨界pH	5.5	6.2〜6.7
ヌープ硬さ（HK）	400	70
有機質	3％	30％（コラーゲン主体）
無機質（ミネラル）	97％	70％

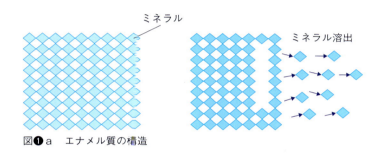

図❶a　エナメル質の構造

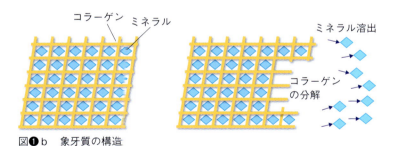

図❶b　象牙質の構造

表❷　根面う蝕の臨床的分類（参考文献2）より引用改変）

	表面性状	診断基準	病変の状態
Soft lesion	軟らかい	容易に探針を挿入できる	活動性
Leathery lesion	なめし革（レザー）様	探針は挿入できるが引き抜く際に抵抗がある	活動性または非活動性
Hard lesion	健全歯根面と同程度に硬い	探針を挿入できない	非活動性

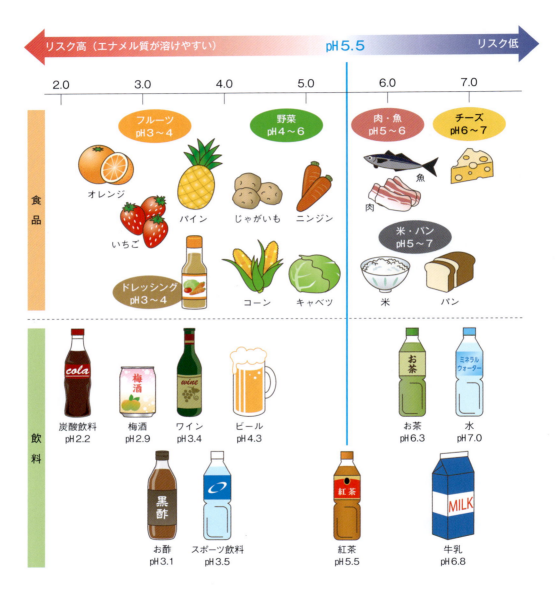

図❷　食品のpH値一覧表

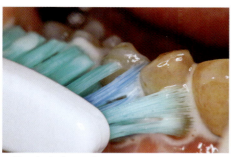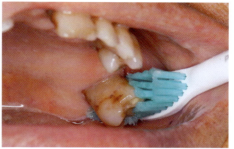

図❸ 音波ブラシ（ソニッケアー）を使用すると、振動によりキャビテーション効果が得られ、ブラシの毛が届かない部位の清掃が可能

根面う蝕予防における セルフケアのポイント

1．生活習慣の改善

　まずは、患者の間食の種類と頻度を確認しましょう。そして、「なぜその間食を摂るのか」という理由まで掘り下げる必要があります。たとえば、友人と談話することが多く、そこでお菓子の交換が行われ、断ることができずに食べている方もいれば、唾液が出にくくなってきたので、喉の不快感を緩和させるために飴を頻繁に舐めている方など、理由はさまざまです。

　前者には、口腔内に停滞する時間が短いおやつを摂るように伝えることができますし、後者には唾液腺マッサージや保湿剤の使用を指導することで口の渇きや喉の不快感が緩和し、飴の摂取を断つことをアドバイスできます。単に、間食の摂取量の指導だけではなく、その方の生活背景まで把握し、個々に合った間食の代替案を提示します。

2．口腔清掃の徹底

　手指の機能が低下した高齢者は、徹底した口腔清掃が困難となります。高齢者本人や介護者が効果的かつ効率的に清掃ができる道具として、筆者は電動歯ブラシの使用を推奨しています。電動歯ブラシは、太い持ち手をパームグリップで把持することができるので、手指にそれほど負担をかけずに使用ができます。また、ブラシの振動により、手の機能が低下した方でも細部のプラークにアプローチすることが可能となります（図3）。

3．フッ化物の応用

　セルフケアの一環として、フッ化物の応用も推奨されています。日本歯科保存学会「う蝕治療ガイドライン 第2版」では、「フッ化物配合歯磨剤と0.05％NaF（約230ppmF）配合洗口剤を日常的に併用することにより、初期活動性根面う蝕を再

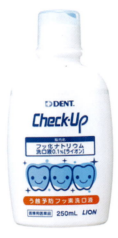

図❹ DENT. Check-Up フッ化ナトリウム洗口液0.1％（ライオン歯科材）。希釈なしでそのまま使用できる

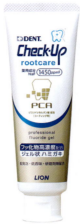

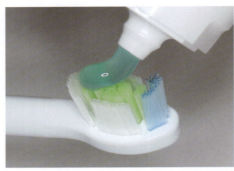

図❺ DENT. Check-Up rootcare（ライオン歯科材）

石灰化させ、非活動性にすることが可能である」としています。

● フッ化物洗口剤

希釈する必要のないフッ化物洗口液は、簡便かつ日常的に使用することができます（**図4**）。唾液の分泌が減少している就寝前に使用することで、フッ化物の高い保持効果が得られます（P.14〜19参照）。

● 根面う蝕に特化したフッ化物配合歯磨剤

根面う蝕のメカニズムに注目したフッ化物配合歯磨剤の使用により、さらに効果的に予防をすることができます。

DENT. Check-Up rootcare（ライオン歯科材：

図5）は、PCA（ピロリドンカルボン酸）が象牙質のコラーゲンをコーティングし、根面う蝕の進行を抑制します。さらには、フッ化物の停滞性を高めることもできます。また、研磨剤無配合なので、歯根へのダメージも軽減できます。国際基準（ISO）でフッ化物濃度の上限が1,500ppmに引き上げられたことに伴い、従来の950ppmから1,450ppmに改良され、よりう蝕の発生を抑制することが可能となりました。

歯磨剤のフッ化物の効果を高めるためには、適切な使用を指導する必要があります。トゥースペーストテクニック（**図6**）の手順に従って取り組むよう、患者にアドバイスしましょう。

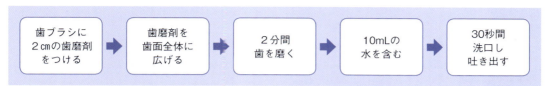

図❻ トゥースペーストテクニック(高柳篤史 ここまで伝えよう! 効果がばっちりでる. フッ化物配合歯磨剤指導ガイド. 歯科衛生士, 38:39-48, 2014. より引用改変)

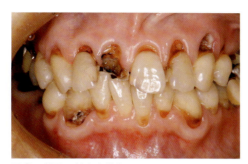

図❼ 根面う蝕を多数認める

症例

患者:60歳、女性(図7)
口腔所見:多数歯にわたる根面う蝕を認める

　全顎的にプラークコントロールは良好でしたが、歯頸部に多くのう蝕が認められました。患者の生活背景を知るために医療面接を行ったところ、1日に4〜5個の飴を舐めていることが判明しました。患者にはステファンカーブ(P.74参照)を用いて説明し、長時間口腔内に留まる食べ物の摂取を控えるよう指導しました。

　プロフェッショナルケアだけでなく、患者本人の生活習慣に問題がないか、どのような嗜好があるか、予防用品を使用できるかといった点にも目を向け、根面う蝕の原因を探り、解決の手段を探すことも、歯科衛生士の大切な役割です。　[森田]

【参考文献】
1) 日本歯科保存学会:う蝕治療ガイドライン 第2版 詳細版. http://www.hozon.or.jp/member/publication/guideline/file/guideline_2015.pdf
2) 大村直幹, 引田克彦, 蟹谷容子, 永尾寛, 柏原稔也, 市川哲雄:デンチャープラークと咽頭の微生物叢との関連性. 日本補綴歯科学会雑誌, 46:530-538, 2002.

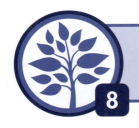

義歯のケア

高齢者にとっての義歯の役割

　高齢者にとって、義歯は咀嚼効率を維持するだけではなく、嚥下機能・審美性・発音機能・咀嚼筋群などの機能維持や、舌と頰粘膜との均衡の安定といった数々の役割をもち、QOLの向上のために大きく貢献しています。

　不適合な義歯を装着していたり、義歯を紛失してしまったりすると、咀嚼能率が落ち、徐々に咀嚼筋などの機能低下への悪循環を起こしていきます（図1）。また、舌の機能が低下した高齢者においては、嚥下時に舌と口蓋の接触が得られなくなります。そうすると、舌が過緊張を伴いながら口蓋を圧するようになり、食物をうまく嚥下できず、誤嚥に繋がることがあります。このようなケースは、上顎口蓋の義歯の床の厚みをつけることで、口腔から咽頭にかけて適切に圧力をかけることが容易となり、嚥下の手助けとなります。

　このように、義歯は歯の欠損に伴うさまざまな機能の低下を代償的に回復させ、運動を賦活させるといった役割を担っているのです。

義歯のケアの重要性

　高齢者は口腔諸機能や全身抵抗性が低下してい

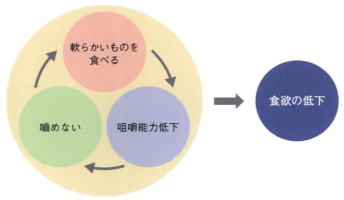

図❶　咀嚼能力低下の悪循環（参考文献[1]より引用改変）

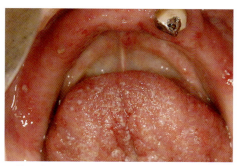

図❷ 抗がん剤投与中の口腔内。義歯性口内炎と口腔カンジダ症を認める

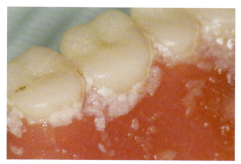

図❸ 清掃がまったく行われていない義歯には、多量の食物残渣が認められた

るため、口腔内に不潔な義歯を装着していると、デンチャープラーク中の細菌を誤飲・誤嚥し、肺炎を招くリスクがあります。

　それを裏づけるものとして大村ら[3]は、デンチャープラークから微生物が検出されると咽頭からも同種の微生物が検出される傾向があると述べています[3]。

　また、義歯床に付着するデンチャープラーク中の真菌 *Candida albicans* は、義歯性口内炎や口腔カンジダ症（**図2**）の原因としても重要視されています。口腔カンジダ症は、抗菌薬を投与されている患者や抵抗力の衰えた高齢者においては、全身的なカンジダ症に移行する危険性も孕んでいるので、義歯全体を洗浄し、清潔に保つことの必要性を患者に伝えましょう。

義歯の適合状態のチェック

　歯科衛生士は、訪問時に介護者が気づかないクラスプの緩みや破折、義歯内面の適合などのトラブルを早期に発見することも可能です。そのような場合は、歯科医師に迅速に伝えるよう心がけましょう。

症例

患者：86歳、男性（**図3**）
全身的既往歴：認知症。意思疎通が困難
口腔所見：総義歯装着。義歯および口腔内に多量の食物残渣を認める

　本人および介護者による義歯の清掃は、まったく行われていませんでした。介護者は口腔ケアに関心がなく、他のケアに比べると後回しになっているのが現状でした。そのため、筆者はデンチャープラークが全身に及ぼす影響と清掃の重要性について伝えました。このようなケースでは、介護者の「他人の歯を清掃することの心理的負担」、「日々の介護のたいへんさ」について傾聴・共感し、

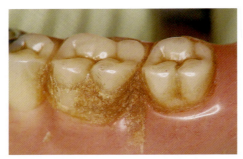
図❹　5年間一度も清掃されていない義歯。多量の歯石とステインが付着している

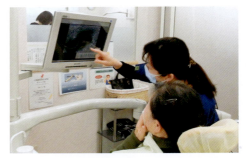
図❺　位相差顕微鏡を用い、口腔内細菌を見せることで現状の理解が深まる

信頼関係を構築してから、少しずつ指導していくのが望ましいでしょう。

義歯のセルフケア指導

1. 義歯清掃の重要性を理解してもらう

「義歯は人工物なので、磨く必要はない」と考えている方も少なくありません。そのため、天然歯のTBI同様、義歯の清掃も動機づけが必要です（図4）。

デンチャープラークが全身や残存歯に及ぼす影響について、媒体などを使用してしっかり説明しましょう。動機づけの手段としては、位相差顕微鏡を用いてデンチャープラーク中の細菌を見てもらうことも非常に有効です（図5）。

2. 機械的清掃

近年、CMなどの影響もあり、義歯洗浄剤などの化学的清掃に依存する患者が増加しています。しかし、まずは義歯ブラシなどを用いた機械的清掃が最も重要であり、化学的清掃はあくまで補助的なものであることを患者に理解してもらいましょう。

来院時にデンチャーを染色することでプラークの付着が可視化でき、患者にプラーク付着の現状を伝えることができます（図6）。

●機械的清掃の方法

高齢者は手指の機能や把持力が弱く、清掃時に義歯が滑り落ち、破損の原因になることがあります。水を張った桶などの上で義歯を磨くように説明し、破損予防を意識するように指導しましょう（図7）。

機械的清掃の際、研磨剤の入った歯磨剤を使用すると、義歯表面に微細な傷が入り、細菌の温床となります（図8）。清掃には、水または研磨剤の入っていない義歯洗浄剤（図9）などを使用すること、さらにブラシは義歯専用のものを使うことを推奨しましょう。衛生的に保つため、月1回のブラシの交換も指導しましょう。

義歯の内面に古くなった義歯安定剤をつけたま

義歯のケア

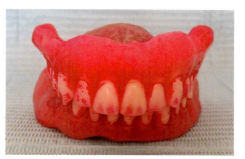

図❻　染め出し後の義歯（松下加奈枝氏のご厚意による）

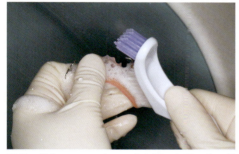

図❼　義歯のセルフケアは水を張った桶の上で行うように伝えると、破損予防になる

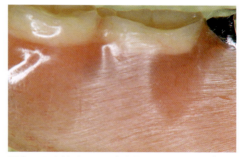

図❽　研磨剤が入った歯磨剤をつけて硬いブラシで清掃されていた義歯。義歯床表面についた無数の傷は、細菌の温床となる

ま、その上に新しい義歯安定剤を重ね塗りしているケースがあります。1回使用するごとに、機械的清掃で確実に除去するよう、患者または介護者に指導しましょう。

　クラスプは複雑な形態をしており、プラークが付着しやすいうえ、義歯ブラシが到達しにくい部分でもあります。しかし、歯間ブラシを用いれば容易に清掃できるので、使用を推奨しましょう（**図10**）。

● デンチャープラークの除去が困難な部位
- クラスプ
- 人工歯の隣接面
- 義歯内面の微細な凹凸部

● 電動歯ブラシの活用

　義歯の清掃は、義歯用ブラシを使用して機械的清掃を行うのが基本ですが、手指の運動機能が低下している方には、人工歯の隣接面や咬合面の小窩などの細かな部分にどうしてもプラークが残り

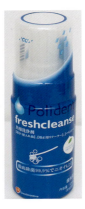

図❾ ポリデント®フレッシュクレンズ（ジーシー）。研磨剤無配合の義歯洗浄剤。義歯を傷つけることなく清掃できる

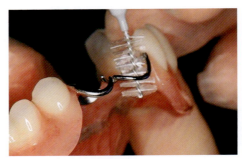

図❿ クラスプは複雑な形態をしており、プラークが付着しやすい。義歯ブラシが到達しにくいため、歯間ブラシを使用するとよい

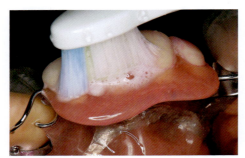

図⓫ ケースによっては、電動歯ブラシで義歯の清掃を行うことも有効

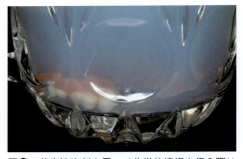

図⓬ 義歯洗浄剤を用いて化学的清掃を行う際は、義歯の材質を確認し、適切なものを使う

やすくなってしまいます。そういう方は、電動歯ブラシを用いて清掃するのが有効です（図11）。

3．化学的清掃
● 化学的清掃方法

　化学的な清掃は、微生物に有効な化学成分を作用させ、義歯に付着したカラーステインや歯石を除去することを目的としています（図12）。

　化学的清掃に用いる洗浄剤の主成分はさまざまですが、義歯の使用材料との相性に最も注意が必要です。金属床、アタッチメント、クラスプなどの金属や、ティッシュコンディショナー、リライン材の種類によっては使用できない成分もあります。指導の際は、患者が装着している義歯の材質を確認し、適切な洗浄剤を選択しましょう（表1、2）。

[森田]

表❶ 義歯洗浄剤が義歯の材料に与える影響（参考文献4）より引用改変）

	レジン	Co-Cr	弾性裏装材	陶歯
過酸化物系（アルカリ性）	○	○	▲	○
過酸化物系（中性）	○	○	▲	○
酵素系	○	○	○	○
酸系	▲	●	▲	○
生薬系	○	○	○	○※

●：為害作用あり　○：為害作用なし　▲：種類により為害性あり
※金属部分に腐蝕あり

表❷ 義歯用材料に適したホームケア用の義歯洗浄剤（参考文献5）より引用改変）

材質	相性のよい義歯洗浄剤
アクリルレジン	過酸化物
軟質裏装材	酵素、銀系無機抗菌剤、生薬
熱可塑性樹脂	過酸化物
メタル（金合金、チタン合金、金銀パラジウム合金）	酵素
メタル（コバルトクロム合金、純チタン）	過酸化物酵素

義歯のケア

【参考文献】

1) 平野浩彦，飯島勝矢，菊谷 武，渡邊 裕，戸原 玄：実践！オーラルフレイル対応マニュアル．公益財団法人 東京都福祉保健財団，東京，2016．
2) 公益社団法人 日本補綴学会：有床義歯補綴診療のガイドライン（2009改訂版）．http://minds.jcqhc.or.jp/n/med/4/med0073/G0000204/0001
3) 大村直幹，引田克彦，蟹谷容子，長尾 寛，梶原稔也，市川哲男：デンチャープラークと咽頭の微生物叢との関連性．日本補綴歯科学会雑誌，46(4)：530-538，2002．
4) 下山和弘，秋元和宏：義歯清掃の基本—義歯洗浄剤—．老年歯学，16(2)：261-264，2001．
5) 谷田部 優，前畑 香(編)：DHstyle増刊号 いまこそ知りたい そろそろ知りたいデンチャーQ&A．デンタルダイヤモンド社，東京，2016．

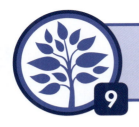

自立高齢者のプロフェッショナルケア

自立高齢者へのプロフェッショナルケア

幼児期から高齢期それぞれのステージにおいて、口腔疾患に対するリスクは常に変動しているため、個別に対応した予防処置が必要となります。とくに高齢期は、「加齢による身体の変化」、「加齢による口腔の変化」が口腔機能低下として現れてきます。また、歯根露出による根面う蝕や口腔乾燥などにより、セルフケアの難易度も高まります（P.132～143参照）。そのため、成人期と同じようなセルフケアでは維持が難しく、プロフェッショナルケアの支援がより必要となります。

自立高齢者へのプロフェッショナルケアは、低侵襲性なPTCにて滑沢な歯面を維持することで簡単に管理できる口腔内環境を整えることや、セルフケアを習慣づけることが、その役割と考えます。また、いかに小さな変化を早期発見し対応することも大きなカギとなります（図1）。

症例1

患者：70歳、女性（図2）
主訴：出血が気になる
既往歴：関節リウマチ
診断および現状：初診時の口腔内は、多量の歯石・プラーク付着などにより炎症が強く、ブラッシング時に出血する状況でした。CRP（炎症抗体価検査）は、1.98mg/dLで基準範囲より高く、PPD（4mm以上）：36％、PCR：36％、BOP：74％でした（表1）。

慢性歯周炎と診断され、治療計画を立案し、①歯周基本治療、②再評価、③口腔機能回復治療、④再評価を実施にて、現在SPTに来院。

1．慢性的な炎症をコントロールする

口腔内状況を理解してもらうことで、セルフケアの重要性を感じ、積極的にセルフケアに取り組み始めました。しかし、関節リウマチの影響で、細かい動きや細いグリップの歯ブラシ・歯間清掃器具を握ることが困難なため、簡単な道具として「電動歯ブラシ」をおすすめしました（図3）。そして、基本歯周治療とセルフケアの向上により、慢性的な炎症をコントロールすることで、CRP

- むせる
- 飲み込みにくい
- 口が乾く
- 唾液量減少
- 口腔清掃不良
- 水がこぼれる
- 舌苔の汚れ
- 噛みにくい
- 食べものが残る

図❶　小さな変化

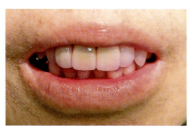

図❷　症例1。70歳、女性

表❶　口腔アセスメント

評価	CRP※	PPD（4mm以上）	PCR	BOP
初診時（2008年4月）	1.98mg/dL	36%	74%	74%
SPT移行時（2009年9月）	0.52mg/dL	24%	22%	4%
現在（2017年2月）	0.01mg/dL	24%	8%	0%

※CRP（炎症や感染症を調べる指標：C反応性タンパク）の基準範囲：0.20以下

自立高齢者のプロフェッショナルケア

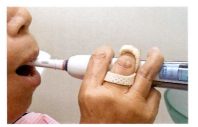

図❸　手用歯ブラシによるセルフケアが難しいため、電動歯ブラシを指導した

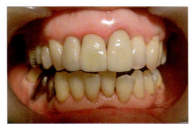

図❹　リナメル（オーラルケア）を歯面に塗布し、付着物をセルフケアで落としやすい状態へと仕上げた

- step 1　染め出し
- step 2　ブラッシング指導
- step 3　歯肉縁上・縁下デブライトメント
- step 4　イリゲーション
- step 5　歯石・ステイン除去
- step 6　歯面研磨
- step 7　歯面修復
- step 8　補綴物の修復

図❺　プロフェッショナルケアの手順

数値の減少により、全身との繋がりを実感されて、ますます予防への関心も高まりました。SPT移行時には、CRP：0.52mg/dL、PPD：24%、PCR：22%、BOP：4%となりました。

2．バイオフィルムをコントロールする

慢性的な炎症をコントロールするために、バイオフィルムをコントロールします。リスクを把握することで、セルフケアとプロフェッショナルケアの役割を明確に分けることができます。プロフェッショナルケアとしては、低侵襲性に配慮した対応が必要です。染め出しをすることによりターゲットを明確にします。染色された部位を確認しながら、セルフケアの方法を伝えます。「この付着物は、どの歯ブラシで除去するのが適しているのか？」、「歯磨剤や補助用具は何がおすすめか？」とターゲットに対して適切な製品を選択し、指導します。さらに残った付着物に対して、エアーフローにて歯肉縁上・縁下デブライトメントし、PPD4mm以上の歯肉縁下へは、超音波SCにてイリゲーションをします。バイオフィルムに対してアプローチするためには、殺菌効果・除菌効果を期待し、CPC・IPMP製剤を使用します（図4、5）。

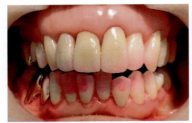
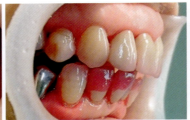

図❻ プラーク染色を行うと、下顎前歯部唇側のみが染色された

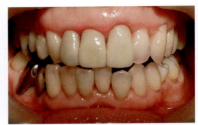

図❼ 染色された下顎前歯部唇側のみ、汚染付着物を除去できていなかった

3. 口腔環境の変化「口腔乾燥」をコントロールする

SPT移行より5年経過し、口呼吸・唾液量減少による「口腔乾燥」が目立ち始めました。

染色後、下顎前歯部唇側のみ染め出しされ、汚染付着物を確認できます（図6、7）。

自覚のない「口呼吸」を意識してもらうことで、「鼻呼吸」への提案と外部刺激により唾液を促す「唾液腺マッサージ」を取り入れました。

プロフェッショナルケアでは、染色された下顎前歯部のバイオフィルム・ステイン沈着をグリシンパウダーにて除去後、エナメル質に考慮したケア製剤の選択にて歯面研磨を行い、ハイドロキシアパタイトによる歯面修復をしました。低侵襲性なプロフェッショナルケアにより滑沢な歯面に仕上げることで、セルフケアで管理しやすい口腔環境を整えます（図8、9）。

SPT移行後、CRP：0.01mg/dL、PCR：8％、BOP：0％を維持しています。

口腔環境が整うとセルフケアは簡単となり、プロフェッショナルケアもリスク部位へのアプローチが短時間で終えることが可能となります。

口腔乾燥は、とくに乾季では「保湿」を心がけ、日中は「口を閉じる意識」を、睡眠時にはマスク・マウステープの使用により「蒸発」を避けることで口腔乾燥を予防し、「潤いのある口」へ変えて口腔内環境を整えることも必要です。

4. 「ドラックリテーナー」にて殺菌・除菌

セルフケアで対応の難しい部位への殺菌・除菌と、ハイドロキシアパタイト製剤の定着を目的に、IPMP製剤をドラックリテーナーに入れ、5分間保持します（図10）。

高齢期の慢性炎症をコントロールすることは、プラークコントロールだけではなく、患者さんに合わせた適材適所なケア製剤を選び、小さな変化に早期に対応することも必要となります。

 症例2

患者：86歳、女性（図11）
現状：メインテナンス期、口腔機能低下予防

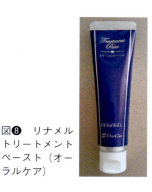

図❽ リナメルトリートメントペースト（オーラルケア）

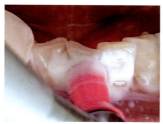

図❾ ラバーカップとプロキシット® RDA7（Ivoclar Vivadent）にて歯面清掃を行った

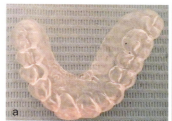

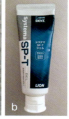

図❿ a：IPMP製剤をドラックリテーナーに入れ、5分間保持してもらう。b：DENT.システマSP-Tジェル（ライオン歯科材）

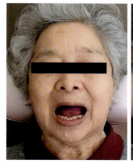
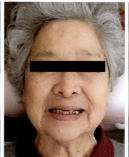
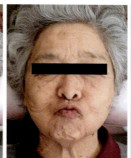
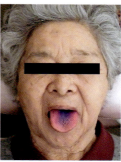

図⓫ 症例2。86歳、女性のあいうべ体操の様子。左から、「あ」、「い」、「う」、「べ」

　メインテナンスにて病状安定を維持していますが、口腔前庭に食べものが残る、舌で食べものを取り除けないなど、小さな変化に対応するために、口腔機能強化であいうべ体操や舌の体操、むせ防止力の強化でパタカトレーニングなど、口腔周囲筋へ働きかけることで「プレ・オーラルフレイル予防」も取り入れています。　　　　　　[松下]

【参考文献】
1）厚生労働省：平成28年歯科疾患実態調査．http://www.mhlw.go.jp/toukei/list/dl/62-28-02.pdf
2）岸本裕充，長谷川陽子，高岡一樹，野口一馬：食べられる口をCREATEするためのオーラルマネジメント．日本静脈経腸栄養学会雑誌．31(2)：687-692，2016.
3）加藤正治：エナメル質・象牙質・補綴物のプロフェッショナルケア．クインテッセンス出版，東京，2010.
4）加藤正治：ケア製剤に強くなる患者さんに合わせた適剤適処．DHstyle．90(7)：21-43，2013.

要介護者の口腔ケア

　自立高齢者にとって「口から食べること」は、当たり前のことです。しかし、加齢や障害による心身機能の変化、口腔の変化により、「口から食べること」のリスクが高まることを把握しておかなければなりません。要介護者の口腔ケアは、口腔機能の低下およびそのおそれのある者を対象としているため、セルフケア（自己管理）が困難となり、口腔清掃の支援が必要な方に行います。ここで重要なのは、「誰が口腔ケアを行うのか？」です。高齢者自身ができるところはセルフケアにて対応し、それ以外は介護者や医療従事者に部分介助の支援を依頼することが必要です。

　歯科衛生士には、口腔環境を整え、セルフケアや介護者による口腔清掃の効率を高めるための専門的口腔ケアが求められます。また、歯磨きや洗口などの口腔清掃だけで口腔環境を整備するには限界があり、包括的な歯科治療の介入により、口腔機能を維持・向上させ「食べられる口をつくること」で、生活の質（QOL）を向上させる目的を意識することが重要です。そのためには、要介護者の自立に向けた支援の実施も欠かせません。

口腔ケアからオーラルマネジメントへ

　口腔ケアの定義は、一般的には歯磨きや洗口などによる口腔清掃を「狭義の口腔ケア」、口腔清掃に口腔機能維持・向上を目的にリハビリを合わせたものを「広義の口腔ケア」としています（図1）。

　岸本裕充先生の「食べられる口を CREATE するためのオーラルマネジメント」[1]に当てはめて考えてみましょう。オーラルマネジメントは、狭義の口腔ケアとされる「口腔清掃」と、咀嚼や嚥下の「リハビリ」を加えた広義の口腔ケアに、患者・家族や医療従事者への「教育」、的確な「評価」、義歯の調整などの「歯科治療」の各要素が揃って達成することにより、「おいしく食べる」または「楽しむ」ことが可能となるという概念です。

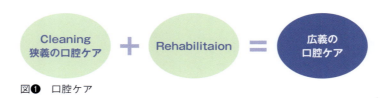

図❶　口腔ケア

オーラルマネジメントの構成要素である"CREATE"には、次の意味が隠されています（図2）。

① 「口腔清掃」を先に行って覚醒を促すなど、「リハビリ」をするための準備を整え、訓練時に誤嚥などのリスクを下げることにも繋げる
② 「評価」は、ケア・リハビリテーション・歯科治療の基準になるもので、「教育」と「評価」はとても重要
③ 「食べられる口をCREATE」するためには、広義の口腔ケア「C＋R」以外の「E＋A＋T」の3つが鍵を握っている

オーラルマネジメントをどのように実践するか。専門職（歯科医師・歯科衛生士）は「質」、非専門職（家族・多職種）は「量」で介入し、役割分担で連携を図ることが重要です。

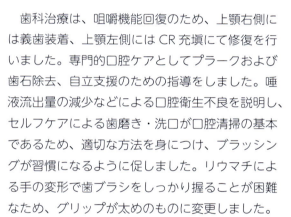

図❷　オーラルマネジメントの構成要素"CREATE"

口腔ケアの実際

Case 1：要介護2（リウマチ）の78歳、女性：自立度を高める指導（図3）

自己評価では、「右で噛めない」、左は食べものが「詰まる」ことが気になっているようでした。多職種が把握した課題は、「口臭」でした。

BDR指標（表1）では、Bがa-1、Dがa、Rがaで、一部介助と評価しました。

口腔アセスメントによる評価は、上顎右側に欠損、|6に修復物の脱離がみられました。口腔清掃状況は食渣・歯石・プラークの多量付着、粘膜・歯肉はべたつく粘膜と歯肉の発赤・腫脹、および少量の唾液と強い口臭ありと評価しました（表2）。

歯科治療は、咀嚼機能回復のため、上顎右側には義歯装着、上顎左側にはCR充填にて修復を行いました。専門的口腔ケアとしてプラークおよび歯石除去、自立支援のための指導をしました。唾液流出量の減少などによる口腔衛生不良を説明し、セルフケアによる歯磨き・洗口が口腔清掃の基本であるため、適切な方法を身につけ、ブラッシングが習慣になるように促しました。リウマチによる手の変形で歯ブラシをしっかり握ることが困難なため、グリップが太めのものに変更しました。

月に1度の訪問診療にて、モニタリングやアセスメントを繰り返しましたが、リウマチを理由に自発的な口腔清掃が行えず、習慣化は困難と判断し、訪問介護の方への協力を提案しました。しかし、ご本人は「お口の中まではお願いしたくない」と強く要望されたので、まずは介護支援専門員・訪問介護職員による声かけで、セルフケアと専門的口腔ケアを実施しています。最近では、口腔ケア後の爽快感から、日常の口腔ケアが習慣化してきました。本人の意思を尊重することで自立度を上げる支援も、とても重要です。

表❶　口腔清掃の自立度判定基準（BDR 指標）

	項目	自立	一部介助	全介助	介護困難	
B	Brushing（歯磨き）	a．ほぼ自分で磨く 　1．移動して実施する 　2．寝床で実施する	b．部分的には自分で磨く 　1．座位を保つ 　2．座位は保てない	c．自分で磨かない 　1．座位・半座位をとる 　2．半座位もとれない	有	無
D	Denture Wearing（義歯着脱）	a．自分で着脱する	b．外すか入れるかはどちらかはする	c．自分ではまったく着脱しない	有	無
R	Mouse Rinsing（うがい）	a．ブクブクうがいをする	b．水は口に含む程度はする	c．口に含むこともできない	有	無

● Case 1

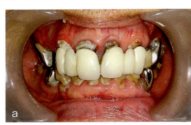
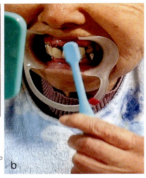

図❸　a：口腔清掃状況は食渣・歯石・プラークの多量付着、粘膜・歯肉はべたつく粘膜と歯肉の発赤・腫脹がみられる。
b：部分的に自分で磨くことが可能

表❷　Case 1 の口腔アセスメント結果

観察・評価など		評価項目	事前アセスメント	モニタリング	事後アセスメント
①課題の確認・把握	固いものの噛みにくさ	1 ない　2 ある	2	1	1
	お茶や汁物などによるむせ	1 ない　2 ある	1	1	1
	口の乾き	1 ない　2 ある	2	2	1
②咬筋の触診（咬合力）		1 強い　2 弱い　3 なし	2	2	2
③歯や義歯の汚れ		1 ない　2 ある　3 多い	3	3	2
④舌の汚れ		1 ない　2 ある　3 多い	3	2	2
⑤ブクブクうがい		1 できる　2 やや不十分 3 不十分	3	2	1

●Case 2

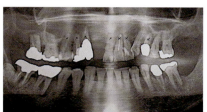
図❹a　パノラマX線写真

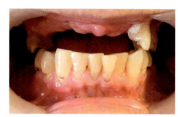
図❹b　抜歯

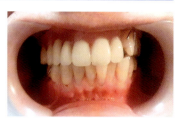
図❹c　義歯装着

表❸　Case 2の口腔アセスメント結果

観察・評価など		評価項目	事前アセスメント	モニタリング	事後アセスメント
①課題の確認・把握	固いものの噛みにくさ	1　ない　2　ある	2	2	2
	お茶や汁物などによるむせ	1　ない　2　ある	2	1	1
	口の乾き	1　ない　2　ある	2	1	1
②咬筋の触診（咬合力）		1　強い　2　弱い　3　なし	2	2	2
③歯や義歯の汚れ		1　ない　2　ある　3　多い	3	2	1
④舌の汚れ		1　ない　2　ある　3　多い	3	1	1
⑤ブクブクうがい		1　できる　2　やや不十分　3　不十分	3	2	2

Case 2：要介護3（脊髄小脳変性症）の71歳、男性：自立度を高める指導・介護者への指導（図4）

　脊髄小脳変性症のため、筋力の低下によって長時間腕を上げるなど日常生活動作に支障を来し、要介護者はさまざまな日常行為をすぐにあきらめてしまうため、介護者（配偶者）の支援が欠かせない状況でした。慢性歯周炎により、上顎前歯部の著しい動揺および口腔衛生不良から強い口臭があり、介護者からの要望で口腔ケアを開始しました。

　口腔アセスメントにて、口腔内状況説明およびセルフケアの重要性を説明しました（表3）。BDR指標では、Bがb-1、Dがb、Rがbで、一部介助が必要との評価になりました。口腔衛生管理は、要介護者が少しでも自分の身体を守るために、自主的にブラッシングや洗口を行うこと、介護者には舌側・歯間部への一部介助指導を徹底して行いました。

　専門的口腔ケアでは、口腔衛生指導および歯周治療を行い、口腔環境の改善を図りました。ザラザラとした歯面を歯石除去や歯面研磨にて滑沢にし、口腔環境を整えることにより、セルフケア・非専門職による口腔清掃の効率を高めます。

機能回復は、動揺歯の固定を行い、経時的に観察していました。要介護者の自主的なセルフケアおよび介護者の日々の口腔ケア、月1回の専門的口腔ケアにより、口腔環境が整って炎症の消失および口臭が改善されました。そして、うがいをすると口から水がこぼれる、頬が膨らまないなど、口唇閉鎖力の低下に対しては、舌の体操やブローイング（吹く訓練）の口腔リハビリを取り入れました。一人ではできない口腔体操も、遊びに来るお孫さんと一緒に楽しく行っています。

　1年半経過したころ、上顎前歯の著しい動揺により、食形態に影響が出始めました。介護者の希望により、抜歯後、義歯にて機能回復を行ったことで、さらに口腔環境が整い、慢性歯周炎も病状が安定しています。介護者の自立も含め、日々の管理をしてもらえたことが成功の鍵だと思います。また、義歯を積極的に活用したことは、廃用を予防し、咀嚼機能・嚥下機能回復に繋がりました。

　今後、現状での問題や予想されることを把握し、原因分析の結果を踏まえて対応策を講じ、結果の重大性や頻度に基づいて優先順位を決めて口腔ケアを行っていくことが、安心して食べられるお口をづくりに貢献できると考えています。

Case 3：要介護5（寝たきり）の82歳、女性：多職種への指導（図5）

　口腔内状況は、口唇閉鎖ができず水分が蒸発して口腔乾燥状態となり、湿潤度が低下してバイオフィルムを含めた汚染物が歯や粘膜に固着していました（表4）。口腔のバイタルサインである清浄度と湿潤度を維持するには、口腔清掃の実施内容の追加と一定の間隔でそれを行わなければなりません。そのためには、毎日朝晩訪問する訪問看護師・介護職員の協力が必要でした。

　まず介護支援専門員へ連絡し、訪問看護師・介護職員に「口腔ケアの指導」を行いました。口唇や頬のストレッチで緊張を緩め、唇・口腔の湿潤度を上げるため、唇から粘膜へ保湿剤（口腔ジェル）を塗布します。口腔清掃は、汚れを咽頭へ落とさずに確実に回収することが重要です。歯磨き後に粘膜清掃を行い、その際は「後方から前方へ」絡め取るように拭掃することを1日2回実施してもらいました。月1回の専門的口腔ケアは、「保湿＝加湿＋蒸発予防」指導と口腔清掃・リハビリの時間としました。

　口唇閉鎖は行えませんが、口腔内が潤ったことで、少し会話をするようになりました。現在は、訪問看護師から1日1回いただける水ようかんを楽しみにしています。ほんの一口でも食べられる喜びは、笑顔をみればよく理解できます。食べられる口をつくるお手伝いができることは、私たちの最大の喜びではないでしょうか。

　要介護者は、「自分で歩いていけない」、「待っている」状況のため、「訪問してもらっている」と負い目を感じ、本音を口にしない方もいます。そのため、相手の気持ちを察することがとても大切だと感じます。「もし私だったら、どうしてほしいのか？」を考え、行動していきたいものです。

●Case 3

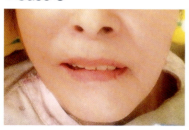

図❺a　口唇閉鎖ができない

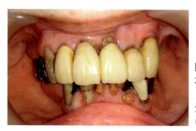

図❺b　口腔乾燥状態で、バイオフィルムを含めた汚染物が歯や粘膜に固着している

表❹　Case 3の口腔アセスメント結果

観察・評価など		評価項目	事前アセスメント	モニタリング	事後アセスメント
①課題の確認・把握	固いものの嚙みにくさ	1 ない　2 ある	2	2	2
	お茶や汁物などによるむせ	1 ない　2 ある	1	1	1
	口の乾き	1 ない　2 ある	2	2	2
②咬筋の触診（咬合力）		1 強い　2 弱い　3 なし	3	3	3
③歯や義歯の汚れ		1 ない　2 ある　3 多い	3	2	1
④舌の汚れ		1 ない　2 ある　3 多い	3	2	1
⑤ブクブクうがい		1 できる　2 やや不十分　3 不十分	3	3	3

　迎え入れてくれたときのうれしそうな笑顔と、見送るときの寂しそうな顔を拝見すると、切なくなります。独居の方が増え、社会との距離ができる心の寂しさは計り知れない分、社会を支える専門職に多くの期待がかかっているのを感じます。人と楽しく会話をすることで口腔周囲筋を動かすことは、口腔機能を向上させます。訪問したときは、いつもより元気で明るい笑顔を心がけましょう。専門的口腔ケアによって、安心してもらえる信頼関係が構築されると、安全に行える口腔内環境をつくることが可能となります。また、簡単な道具と方法で継続してもらうことも支援できます。小さな変化を見逃さず、食べられる口を維持する支援をしましょう。

[松下]

【参考文献】

1）岸本裕充，長谷川陽子，高岡一樹，野口一馬：食べられる口をCREATEするためのオーラルマネジメント．日本静脈経腸栄養学会雑誌，31（2）：687-692，2016．
2）平野浩彦，飯島勝矢，菊谷 武，渡邊 裕，戸原 玄：実践！オーラルフレイル対応マニュアル．公益財団法人 東京都福祉保健財団，東京，2016．
3）厚生労働省：口腔機能向上マニュアル　～高齢者が一生おいしく、楽しく、安全な食生活を営むために～（改訂版）．http://www.mhlw.go.jp/topics/2009/05/dl/tp0501-1f.pdf

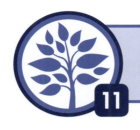

多職種連携の重要性

なぜ多職種連携が求められるのか

　多職種連携の重要性が謳われている背景には、医療技術の進歩と急速な高齢社会の進展があります。医療技術が複雑化・高度化するなか、医療の質を保証する意味でも、関係職種がそれぞれの専門性を発揮し、チームで患者にかかわることが求められています。

　患者はそれぞれ日常を暮らす生活者であると考えると、その人を取り巻く生活環境や日常生活動作（ADL）、介護保険の利用状況、家族構成などの社会資源についても、十分に把握しておく必要があります。多職種連携には、医療関係職だけではなく、福祉職などはもちろん、患者本人やそのご家族もチームの中心人物としてかかわり、同じゴールを目指すことが求められています。

　とくに歯科衛生士は、口腔領域のプロフェッショナルとして、専門性の発揮が求められます。その際、口の中の問題だけにとらわれず、一人ひとりの価値観や全身状態、生活環境も踏まえてケア方法を考えることが必要です。歯科衛生士は全身、そして生活のなかでの口腔の位置づけを常に考えておく必要があります。また、「何のための連携か」という目的を見失わないことが大切です。

具体的な職種例

　多職種連携では、自分たちの専門分野は何かをしっかり自覚すること、そして自分以外の職種の得意分野は何かを理解することが第一歩です。図1は、歯科衛生士とかかわる専門職の一例です。「餅は餅屋」ということわざのとおり、何事においても、それぞれの専門家に任せることが最も患者の利益に繋がります。そのためには、相手の専門性をよく知ること、そして自分の得意分野を相手に理解しもらうという、相互理解が前提にあることを常に意識しておく必要があります。

多職種でかかわることのメリット

　多職種がかかわる機会が多い病院では、近年、多職種連携として、栄養サポートチーム（NST：Nutrition Support Team）、呼吸サポートチーム（RST：Respiratory Support Team）、緩和ケアチーム（RCT：Palliative Care Team）などで、歯科専門職がかかわるようになってきています。これらチームでは、職種、所属部署の枠を越えた組織横断的な活動をすることより、患者を包括的に多面的に捉えることができ、その効果に注目が集まっています。

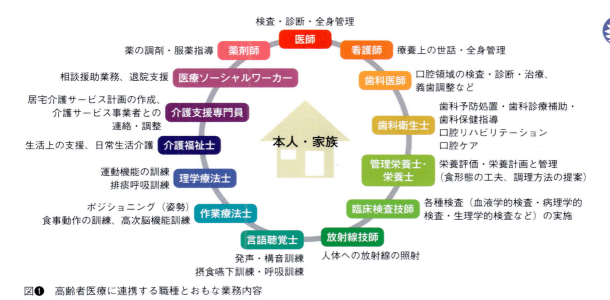

図❶　高齢者医療に連携する職種とおもな業務内容

たとえば、NSTでは、低栄養の患者、もしくはリスクのある患者に対し、QOLの向上や原疾患の治癒促進、感染症などの合併症予防を目的に、複数の職種が連携・協働し、立案した計画に基づいて栄養管理を行うこと、カンファレンスや回診を行うことなど、ある一定の条件を満たすことにより、医療保険で「栄養サポートチーム加算」が算定できるようになりました。NSTの導入により、栄養状態の改善に繋がること、在院日数の減少などの効果があきらかにされています[1]。患者の状態やニーズ、目指すゴールは一人ひとり異なるため、各専門分野の知識を集約することにより、患者の抱える問題や強みを多面的に捉え、かつさまざまな視点で対応策を検討できることが、複数の職種がかかわるメリットといえます。

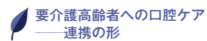
要介護高齢者への口腔ケア
―― 連携の形

全身疾患やADLの低下などによって口腔のセルフケアが困難となった高齢者への口腔ケアの重要性は、歯科専門職だけではなく、他の医療職や介護職にも広く認知されつつあります。介護職員を対象とした調査では、9割以上が口腔ケアに関心をもち、日常の業務で口腔ケアを実施していると答えた一方で、約5割が口腔ケアに苦手意識が

● 症例1

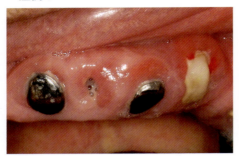

図❷a　初診時

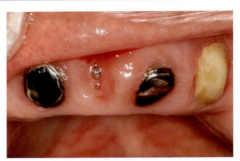

図❷b　3ヵ月後

あると回答していました。その背景には、口腔ケアへの負担感や技術の難しさ、実施への不安・恐怖があるとされています[2]。要介護高齢者では、介護度が重くなるにつれ、不十分なセルフケアを補うために介護者による口腔ケアの支援の必要度は増していきます。しかし、すべての要介護高齢者に歯科衛生士が毎日口腔ケアを行うことは現実的に不可能です。歯科衛生士が行う口腔ケアと、日常生活を支援する介護職員や患者家族、また看護師が行う日常的な口腔ケアとの役割分担が必要です。

以下、口腔ケアを通して多職種と連携協働した症例を示します（プライバシー保護のため、一部情報を改変しています）。

◉症例1（図2a、b）

Aさん（80代男性）は特別養護老人ホームに新規入所されたばかりで、入所前は奥様が在宅で介護をされていました。本人の拒否もあり、義歯も歯もケアが十分になされていませんでした。ま

ず、拒否なく義歯を外してもらうために、Aさん本人への声かけ、クラスプへの指の掛け方と根面板周囲のプラークの除去方法を介護職員に説明し、歯科衛生士は1ヵ月ごとに口腔内チェックと介護職員へのフォローアップを行いました。日常的に口腔ケアを行ったのは介護職員の方々で、歯科衛生士は定期的に状態の評価と助言を行っただけでした。しかし、歯肉の発赤やプラークの状態をしっかり説明したことで、介護職員によるケアの質が向上し、Aさん本人の口腔ケアへの拒否もなくなったばかりか、食後は職員からの促しがなくても、義歯の着脱を自分でできるようになりました。

この症例では、まず平易な言葉で相手に口腔内状況を説明すること、目で見てわかる観察ポイントを伝えることを心がけました。

◉症例2（図3a、b）

Bさん（80代女性）は、くも膜下出血で急性期病院に入院し、歯科介入当時は非経口摂取でし

● 症例2

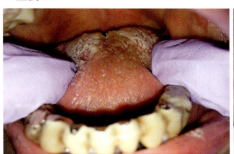
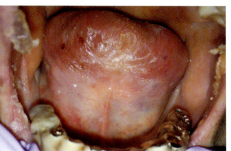

図❸a　ケア前

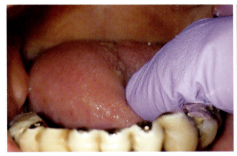
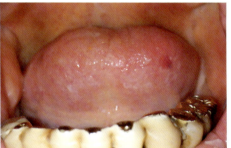

図❸b　ケア後

た。舌苔も厚く付着し、口腔乾燥も顕著で、口蓋には剥離上皮と痰が貼り付いている状態でした。担当看護師と一緒にベッドサイドで口腔内のアセスメントを行い、問題点を伝えました。不顕性誤嚥（むせない誤嚥）のリスクが高いこともあり、歯科衛生士が週2回口腔内の付着物を除去する口腔ケアを実施しました。加えて、舌や頬のストレッチなど、日常的な口腔ケアで実施してほしい機能的なケアについても説明しました。

　長期間使われていない口腔であること、全身状態が安定すれば経口摂取に移行する予定であることを考慮し、まずは徹底的に歯科衛生士が口腔ケアを実施して日常的なケアを行いやすくしました。さらに、経口摂取への移行に必要な機能的ケアは、継続が重要になります。そのため、この症例では口腔の清潔を保つケアに加えて、簡単にできるストレッチなど、実践しやすいメニューを少しずつ実施するように看護師に提案しました。

ORAL HEALTH ASSESSMENT TOOL 日本語版(OHAT-J)　(Chalmers JM et al., 2005 を日本語訳)

ID:	氏名:		評価日: / /		スコア
項目	0＝健全	1＝やや不良	2＝病的		
口唇	正常, 湿潤, ピンク	乾燥, ひび割れ, 口角の発赤	腫脹や腫瘤 赤色斑, 白色斑, 潰瘍性出血, 口角からの出血, 潰瘍		
舌	正常, 湿潤, ピンク	不整, 亀裂, 発赤, 舌苔付着	赤色斑, 白色斑, 潰瘍, 腫脹		
歯肉・粘膜	正常, 湿潤, ピンク	乾燥, 光沢, 粗造, 発赤 部分的な(1-6歯分)腫脹 義歯下の一部潰瘍	腫脹, 出血(7歯分以上) 歯の動揺, 潰瘍 白色斑, 発赤, 圧痛		
唾液	湿潤 漿液性	乾燥, べたつく粘膜, 少量の唾液 口渇感若干あり	赤く干からびた状態 唾液はほぼなし, 粘性の高い唾液 口渇感あり		
残存歯 □有 □無	歯・歯根の う蝕または破折なし	3本以下の う蝕, 歯の破折, 残根, 咬耗	4本以上のう蝕, 歯の破折, 残根, 非常に強い咬耗 義歯使用無しで3本以下の残存歯		
義歯 □有 □無	正常 義歯, 人工歯の破折なし 普通に装着できる状態	一部位の義歯, 人工歯の破折 毎日1-2時間の装着のみ可能	二部位以上の義歯, 人工歯の破折 義歯紛失, 義歯不適のため未装着 義歯接着剤が必要		
口腔清掃	口腔清掃状態良好 食渣, 歯石, プラークなし	1-2部位に 食渣, 歯石, プラークあり 若干口臭あり	多くの部位に 食渣, 歯石, プラークあり 強い口臭あり		
歯痛	疼痛を示す言動的, 身体的な兆候なし	疼痛を示す言動的な兆候あり： 顔を引きつらせる, 口唇を噛む 食事しない, 攻撃的になる	疼痛を示す身体的な兆候あり： 頬, 歯肉の腫脹, 歯肉の潰瘍, 歯肉下膿瘍。言動的な徴候もあり		
歯科受診（　要　・　不要　）		再評価予定日　　／　　／			合計

日本語訳：藤田保健衛生大学医学部歯科 松尾浩一郎, with permission by The Iowa Geriatric Education Center　　avairable for download: http://dentistryfujita-hu.jp/ revised Jan 15, 2016

図❹　ORAL HEALTH ASSESSMENT TOOL（OHAT-J）[http://dentistryfujita-hu.jp/content/files/OHAT%20160120.pdf よりダウンロード可能]

　また、インプラントやブリッジのポンティックなど、注意して観察してほしいポイントを記録に残し、情報共有を行いました。そのとき、歯科の専門用語を使わず、誰でも容易に理解できる評価シート（OHAT：図4）をベッドサイドに置いて記載することで、口腔ケア時の注意点に関する情報を共有しやすくしました[3]。

　単なる「口腔ケア＝歯磨き」にならないように、何のためのケアで、どこを観察するのかを確実に他の職種に伝えることが重要です。また、日常の支援は、口腔ケアだけではありません。無理なく続けられること、目標が明確であること、実施の成果がわかりやすいことなど、多職種に受け入れやすいように伝えることが必要です。

　そして、多職種に口腔に関する基本的な知識を身につけてもらうことも重要です。看護・介護職

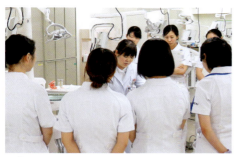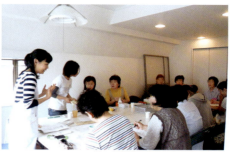

図❺　口腔ケアの研修会（左：看護師、右：介護職員）

向けに口腔ケアに関する集団指導などを企画し、より多くの職種に口腔ケアの重要性とケアのポイントを知ってもらうことで、より深く生活に根ざしたケアになるのではないでしょうか（図5）。

地域における歯科衛生士という意識

　歯科衛生士として仕事に従事する場所は、歯科医院、病院、高齢者施設と多様ですが、それらがそもそもどこにあるのかと視点を広げると、それはまさしく「地域」のなかにあります。

　歯科衛生士は幼児期から高齢期に至るまで、う蝕や歯周疾患の予防、健康増進のために、患者のセルフケアに関する指導を行います。さらに、長期にわたってかかわることで、患者の生活背景や性格、価値観などを把握している点において、保健医療福祉の専門職のなかで特徴的な職種です。高齢期では、口腔機能低下を防ぎ、健康寿命の延伸のための介護予防にもかかわります。また、要介護状態に陥っても、その人らしい生活が送れるように口腔管理を行うための在宅支援にもかかわります。

　疾病を抱えても、住み慣れた生活の場で自分らしい生活を送るためには、地域における医療・介護の連携は不可欠です。また、それぞれのサービスが切れ目なく、継続性をもって提供される必要があります。食べること、話すことなどにかかわる口腔は、生活に直結しています。

　医療・介護が融合し、歯科医院単体ではなく地域単位と捉え、患者がその人らしい生活を支えるという広い視点でかかわっていくことが、これからの超高齢社会を支える歯科衛生士に求められています。 [小原]

【参考文献】
1) 東口高志：病院 NST 活動の実際—現状と課題　NST 加算の目的と意義. 医学のあゆみ，247(11)：1129-1135，2013.
2) 柿澤佳苗，小原由紀，遠藤圭子：介護職員の口腔ケアに対する現状と意識調査. 日衛学誌，11(1)：130，2016.
3) 松尾浩一郎，中川量晴：口腔アセスメントシート Oral Health Assessment Tool 日本語版（OHAT-J）の作成と信頼性，妥当性の検討. 障害者歯科，37(1)：1-7，2016.

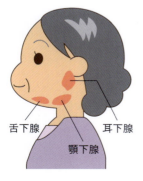

Chapter 4
トピック

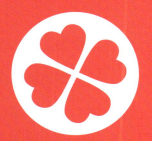

1 子どもの歯の健康を守る行政の取り組み
2 子どもに楽しく
通ってもらうためのアイデア

水野明日香

3 メディカルアロマ

渋川理絵

4 サプリメント

山本典子

5 QOD（Quality of Death）
死因から紐解く健康寿命延伸のコツ

深川優子

6 受付業務から見えたこと
7 ベテランになって思う
リコール継続の大切さ

塩浜有加

8 歯科衛生士へのエール

杉元信代

9 これからの歯科衛生士に必要な学び

田上めぐみ

10 一生涯輝き続ける歯科衛生士の育成

猪島恵美子

TOPIC 1

子どもの歯の健康を守る行政の取り組み

乳幼児健康診査と歯科健康診査

　乳幼児健康診査とは、「母子保健法」第12条および第13条の規定により、市町村が乳幼児に行う健康診査です。母子保健法で定められた期間は、4ヵ月、1歳6ヵ月、3歳の3回です。

　乳幼児健康診査における1歳6ヵ月児と3歳児への検査項目の1つに、歯科健康診査があります。主に市町村の保健センターで、指定された日時に集団健康診査として行われています。その多くは、地域の歯科医師会が委託を受けて実施しているようです。

　厚生労働省が掲げる、国民健康づくり運動「健康日本21[1)]」のなかで、「歯の健康」も課題として挙げられています。

　乳歯と永久歯のう蝕に高い関連性があることを踏まえたうえで、乳幼児期は歯口清掃や食習慣などの基本的歯科保健習慣を身につける時期として非常に重要であり、生涯を通じた歯の健康づくりへの波及効果も高いといえます。そのためにも、3歳児におけるう蝕のない割合を80％以上にすることを目標に、乳歯う蝕の予防を徹底していく必要がある、としています。

1歳6ヵ月児歯科健康診査

　1歳6ヵ月児の口の中は、乳歯が数本萌出している状態です。う蝕のない子どもがほとんどですが、なかにはすでにう蝕に罹患している子どももいます。そのようなう蝕罹患傾向の高い子どもをスクリーニングし、ハイリスク者をとくに重点的に指導することが効果的であるとされています（主な養育者に、お菓子の与え方、哺乳瓶の使用、よく飲むもの、授乳状況などについて聴取する）。口腔内の診査では、上顎前歯4本の歯面の着色・白濁・形成不全・う蝕の有無について調べます。また、フッ化物塗布（自治体による）、歯磨き指導、生活指導などが行われています。

3歳児歯科健康診査

　幼稚園や保育園などの集団生活を始める前に公費で受けられる最後の健康診査です。

　3歳児では、乳歯はほぼすべて生え揃っており、嚙む力も大きくなり、食事内容や嗜好も大きく変化しています。

　聴取内容は、1歳6ヵ月児の診査のものに準じます。口腔内の診査では、全歯の唇面の歯垢付着を調べ、ほぼ全歯にわたって付着している場合は

清掃不良とされます。また、う蝕罹患型に基づいたう蝕の診査をはじめ、歯列咬合異常、軟組織、小帯異常、指しゃぶりなどの生活習慣についての診査が行われ、併せて歯磨き指導も実施されます。

全国の歯科健康診査の統計結果

平成26年度の歯科健康診査実施状況データでは、1歳6ヵ月児で1人平均むし歯数は0.05本、むし歯有症者率は1.80％、3歳児で1人平均むし歯数は0.62本、むし歯有症者率は17.69％となっています。

3歳児におけるむし歯のない者の割合は、平成10年度の統計では約60％でしたが、平成26年度では約81％となっています。現在では目標に到達し、この先も有症者数は年々減少するとみられています。

地域での取り組み

筆者の在住する神奈川県藤沢市では、平成27年4月に「藤沢市歯及び口腔の健康づくり推進条例」を制定しました。また、平成27年3月には、市民一人ひとりが自分の歯や口を守り、生涯、食事や会話を楽しむことができるように、ライフステージごとに取り組みやすい行動目標を明示した「藤沢市歯科保健推進計画」を策定し、市民の口の健康づくりをサポートしています（図1）。

基本的方針として歯科保健推進計画を設定し、さらなる具体的な歯科保健の推進を目指しています。乳幼児における歯科健康診査では、1歳6ヵ

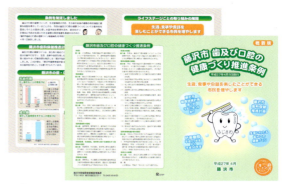

図❶　藤沢市歯及び口腔の健康づくり推進条例

月児、2歳6ヵ月児、3歳6ヵ月児を対象に集団健康診査を行い、必要に応じて個別相談も実施しています。

「3歳児でう蝕のない者の割合を90％に！」という目標を掲げ、行政だけではなく、歯科医師会、歯科衛生士会、栄養士会、幼稚園、保育園などで、目標達成に向けたさまざまな取り組みを行っています。

口の健康づくりにおける全国や自分のかかわっている地域の状況、また、それぞれどのような取り組みを行っているのか、どのような指導がされているのかを把握しておくことは、診療室で乳幼児や養育者に指導をする際にも役に立つのではないでしょうか。　　　　　　　　　　　　［水野］

【参考文献】
1）厚生労働省：21世紀における国民健康づくり運動 健康日本21．歯の健康，http://www1.mhlw.go.jp/topics/kenko21_11/b6f.html
2）藤沢市役所HP：https://www.city.fujisawa.kanagawa.jp

TOPIC 2
子どもに楽しく通ってもらうためのアイデア

小さなうちから歯科医院デビュー

筆者の子ども時代は、歯科医院は「むし歯があるから行くよ」とイヤイヤ連れて行かれる恐怖の場所でした。しかし、近年では予防の概念が浸透してきたことと、保護者の歯科的な知識が増え、う蝕のある子どもは減少しています。このような変化により、今後歯科医院デビューの年齢は年々低くなっていくのではないか、と予測されます。

治療でも予防でも、子どもたちがみんな楽しく歯科医院に足を運んで笑顔で帰れるように、歯医者嫌いにならないように、保護者に安心して任せていただけるように、スタッフ全員で楽しいと思える医院づくりをすることが重要です。

「楽しい」と思えるのは、どんなとき？

子どもたちがワクワク楽しい！　と感じるタイミングはどんなときでしょうか。それは、遊んでいるとき、興味のあることが目の前にあるとき、褒められたときなどです。

好奇心の塊である子どもたちにとって、歯科医院は、見るもの、聞くもの、触るものなど、初めての経験だらけの場所です。ワクワク楽しいことをたくさん与えてあげられれば、子どもたちは「歯医者さん大好き！　楽しい！」と思ってくれるのではないでしょうか。

歯科医院を楽しくするためのアイデア

1．とにかく笑顔

第一印象ほど重要なことはありません。マスクを外し、ニコッと笑顔で子どもたちの名前を呼んであげましょう。マスクをした状態でも目が笑い目になるように、ニコニコしながらお話ができるように、常に練習しておきましょう。

2．まずは保護者と一緒にお話しする

待合室やキッズコーナーなどで、なるべく目線の高さは子どもの位置に合わせて、ゆっくりお話しをします。いきなり親子を引き離すことはせず、話をうかがいながら様子を見て、次の対応を考えます。保護者とだけ話すのではなく、子どもにも話しかけてみます。

「何歳？」、「どこの幼稚園？　何組？」、「歯磨き好き？　自分でできる？」など、子どもに投げかける言葉のパターンを決めておくとよいでしょう。ニックネームを教えてもらい、呼んであげると、さらに親近感を覚えてくれると思います。その場で一度「あ〜ん」としてもらったり（褒める）、「今日はお姉さんに歯磨きさせてねー」とお話し

しておきます。

3．いざ、診療室へ！　ユニットへ！

　まず診療室に足を踏み入れたときの様子をしっかり見ておきます。初めてユニットを見て驚かない子はいないはず。みんな内心ドキドキしています。ユニットの形はそれぞれですが、一人で上がれそうな子や、ワクワク顔になっている子には、「ボタン押すとベッドになっちゃうすごい椅子だよー」といって触らせてあげています。「ちょっと高いけど登れる？」と言うと、「登れるよー！」と言ってすんなり上がってくれます。

　一人で上がれなさそうな子には無理をせず、初めは保護者の膝の上に一緒に座ってもらいます。最初は無理でも、一人で座れる日が来るので無理はしません。

4．口を触らせてもらう

　まずは「あ〜ん」と見せてもらい、「いい歯がたくさんあるか、数えさせてねー」などと声をかけます。ミラーは、見せてから口に入れますが、無理なときはブラッシングをします。このとき、甘いフッ化物配合ジェルを少しつけて行うと、嫌がっている子でもだいぶ受け入れてくれるようになります。フッ化物配合ジェルを数種類準備しておき、好きな味を選んでもらうとよいでしょう。

　ライトをつけるときは眩しくなることを伝え、いきなり顔に当てないようにします。探針などで触るときは、「バイキンさんが住んでいないか、トントンってしてみるね」と声をかけます。何か1つでもできたら褒めることを繰り返しながら、進めていきます。

5．歯科医師の登場

　ここまで順調に進んでも、歯科医師が来た途端にダメになってしまうことがあります。これまでの様子から、歯科医師にどんなふうに対応するとよいかを、主訴や状況とともに的確に伝えたうえで、登場してもらいます。私たち歯科衛生士が歯科医師と子どもの双方に配慮しながら進められればうまくいくはずです。

6．機械に親しんでもらおう！

　エアー、水洗、バキューム、コントラ、タービンなど、今後の処置に必要な機械に親しんでもらいます。一つずつ説明をしながら、慣れてもらいます。

- **エアー**：空気が出ることを伝えてから手や頰にシュッと試し、その後で口の中に吹きかけます。
- **水洗**：「シャワーが出るからね」と話し、コップなどに入れて見せます。
- **バキューム**：音にびっくりしないように、「掃除機の音がするよ」と話してから、水を吸い取る様子を見せたり、一緒にやってみたりします。
- **タービン**：「音がするシャワーだよ」と伝えて、コップの上で回して見せます。
- **コントラ**：低速で回して見せて、「これは特別な歯ブラシで、ちょっとくすぐったいよ〜」と話して、指に当てて感触を知ってもらいます。
- **う蝕の治療**：「バイキンが大嫌いな音とシャワーで攻撃して、掃除機で吸い取っちゃうよ！」などと伝えてから、口の中で練習してみます。5つ

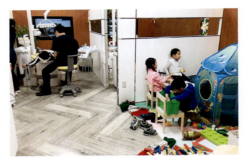

図❶ 子どもが楽しいと思える取り組みはアイデア次第でいろいろある

数えるなど時間を定めて行うと、頑張ってくれます。う蝕の治療へと進むときは、本番は歯科医師が行うことを忘れずに伝えます。このとき筆者は、「お姉さんは弱いから、先生にやってもらうよ！お姉さんは応援してるからね」と話しています。

7．ワクワクする院内環境づくり

●**キッズコーナー**：おもちゃを置いたり、アニメのDVDを流したり、絵本を置いたりなど、子どもが遊べるコーナーを、小さなスペースでも準備するとよいでしょう（図1）。

　当院では、治療が終わった子どもの写真をインスタントカメラで撮り、コメントを書いてもらってキッズルームに貼り、次回の健診時にプレゼントしています。

●**上手にできたときのちょっとしたプレゼント**：筆者が子どものころに通っていた医院では、診療後にいつもキャラクターのシールをくれ、とてもうれしかった思い出があります。現在は、スーパーボールのくじ引きやガチャポンなどのおもちゃをプレゼントしている医院が多いと思います。子どもたちは、何か1つもらえるだけでも、歯科医院に通うことを楽しみにしてくれると思います。

●**イベントの開催**：歯科医院のハードルを下げるために、歯医者さん体験や夏祭りなどのイベントを行い、子どもたちに集まってもらう機会を作りました。イベントをきっかけに、歯科に親近感をもってくれるようになったと感じています。イベントでは、歯のクイズや紙芝居、歯医者さん探検、料理教室、石膏を使った模型作りなどをしました。

　初めて歯科医院を体験したときの記憶が、大人になってもずっと残っているといっても過言ではありません。「子どもから大人まで、みんなが楽しめるようなアイデアを取り入れて、笑顔で通いたくなる医院づくりを実践してみるとよいでしょう。

[水野]

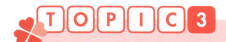

メディカルアロマ

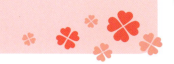

　筆者が歯科衛生士になる前、通っていた歯科医院へ一歩入ると、タービンの音と独特な薬品の匂いで充満し、治療を終えても泣いている子どもに、「頑張ったね！」とねぎらいの視線を送った経験があります。

　歯科が苦手だった筆者が歯科衛生士になってしばらくすると、歯科業界は治療型から予防型へと、時代の流れが変わりました。

　筆者は予防歯科をとおして患者のライフステージにかかわっていくなかで、もう一工夫して、心地よい歯科医院に通ってもらいたいと思い、アロマテラピーの資格を取得することにしました。

アロマテラピーとは？

　19世紀の初頭、「アロマテラピー」という造語を作ったのは、フランスの化学者ルネ・モーリス・ガットフォセです。

　ある日、ガットフォセは実験中、手に火傷を負い、とっさに手元にあったラベンダーのオイルに手をつけたそうです。すると火傷がきれいに治ったことから、彼は、「アロマオイルには薬効があるのでは？」と考えて各種の精油研究に打ち込みました。そして1828年、化学論文で「アロマテラピー」という言葉とその効果を世に送り出したとされています。

　「アロマ（香り）」と「テラピー（療法）」を組み合わせた「アロマテラピー」という言葉が使われるようになると、フランスを中心に、医療としてアロマを活用するメディカルアロマテラピーが研究されるようになりました。また、イギリスではアロマが美容・リラクゼーションに応用され、高い評価を得ていきました（**表1**）[1]。

　筆者はアロマテラピー、そしてメディカルアロマを学ぶなかで、西洋の歴史ではアロマは東洋医学における「漢方薬」と同じように使われてきたものなのだと感じました。

アロマテラピーの作用

　みなさんは、外を歩いていたら、風に乗ってどこからかカレーの匂いがしてきて、急にお腹が空いて唾液が口の中にみるみる溜まり、「夕食はカレーにしよう！」と思ったことはありませんか。それは、嗅覚をとおして香りの分子が鼻の奥に達し、信号として嗅神経を介して脳へ伝わり、作用をもたらした結果です。香りは大脳辺縁系に直接働きかけ、そして視床下部に作用することで、自律神経系や内分泌系、免疫系へも影響を与えます[1]。

　嗅覚からのアロマテラピーの作用には、次のよ

表❶　フランスとイギリスにおけるアロマの研究（参考文献[1]より引用改変）

フランス	医療や治療を目的に、状況や症状によって精油濃度は1％程度から高濃度まで、皮膚塗布や経口摂取、座薬、吸入などの方法で使用
イギリス	美容やリラクゼーションを中心に、精油を植物油などで低濃度に希釈し、リラクゼーションを目的としたトリートメントのためのオイルとして使用

うなものがあります。

吸引作用：呼吸とともに肺の肺胞から血管系に入り、血流に乗って全身に作用する

経皮作用：皮膚の表面から真皮へと吸収され、真皮にある毛細血管まで成分が到達し、全身を循環する

　最近の研究では、アロマの香りは認知症の治療にも有効と紹介されています。

精油の成分と注意点

　植物の花、葉、根、樹脂、果皮などから、香り成分を抽出したものが精油で、化学物質や添加物を含まない100％天然のものの使用が推奨されています。なかにはアルコールで希釈した合成香料から作られたものもあり、身体に悪影響及ぼす可能性もあるとされているため、できれば専門家のアドバイスを受けてから使用することをおすすめします。

　精油のなかには、妊娠中やアレルギーのある方、何らかの疾患を抱えている方には禁忌となる場合もあるので、注意が必要です。

歯科医院での活用

　当院では、季節ごとに効能を考えてブレンドした精油を、チェアーサイドに設置したディフューザーで芳香療法として活用しています（図1、2）。そして、「今月の香り」として、ブレンドした精油の効能を書き添えて紹介しています。香りを気に入ってくれた方からは、「書き留めて、家で活用しています」との声をいただいています。

アロマスプレー

　アロマスプレーは、精油を用意すれば、診療室にあるもので作れるのでおすすめです（表2）。治療に使った部屋にサッとひと噴きするだけで、空気が新鮮になります。当院では、下記の精油をブレンドし、使用しています。

- 殺菌作用：ペパーミント、ヒノキ
- 消臭効果：レモンマートル
- 緊張の抑制効果：ベルガモット、マンダリン

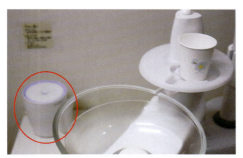
図❶ チェアーサイドに設置したディフューザー

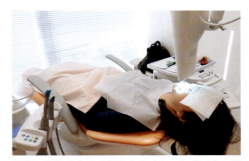
図❷ 時間をかけて行うホワイトニングには、個人的にペーパータオルに滴下する

表❷ アロマスプレーの作り方

用意するもの
- 精油
- 無水エタノール 10mL
- 精製水 20mL
- スプレー容器

作り方
① 無水エタノールを容器に入れ、精油を数滴（筆者は 5〜10 滴）垂らし、よく振って混ぜる
② 精製水を①に入れ、よく振り混ぜる
③ スプレー容器に入れて完成

　他にもクローブ、ユーカリ、ティートゥリーなど、口腔に効果があるとされているものもあります。これらを活用して、マウスウォッシュや精油ハンドマッサージクリームを作って指ヨガを行うと、場所を選ばず手軽に脳と心を癒す効果が期待できると考えています。

　これからも、アロマテラピーを用いたさまざまな工夫を凝らし、患者はもちろん、院内で働くスタッフにとっても歯科医院が心地よい空間となるように取り組んでいきたいと思います。

[渋川]

【参考文献】
1）NARD JAPAN ナード・アロマテラピー協会：ケモタイプ・アロマテラピー．

TOPIC 4 サプリメント

いまではコンビニエンスストアでも簡単に手に入る「サプリメント」。問診票の服薬欄にサプリメント名を記入される方もいるくらい形状が「薬」に似ていますが、みなさんは患者にサプリメントのことを聞かれたら正しく答えられますか？

Q.1 サプリメントって何？

A. サプリメントは、あくまでも「食品」です

医薬品は、病気の治療を目的に開発されたものであり、薬事法で規定され、服用方法が確立されています。一方、サプリメントは、食事で不足している成分を補うことが目的とされる食品です。パッケージに「dietary supplement」と記載されていると思いますが、これは「食品を補うもの」という意味で、特定の成分が凝縮された錠剤やカプセルなどを形態化した製品です。

Q.2 口腔内に関係のある栄養素ってあるの？

A. あります

口腔内も私たちの体の一部。栄養不足になると、さまざまな影響が出ます。とくに関係の深い栄養素を解説します（表1）。

歯周病：ビタミンC、亜鉛、CoQ10、乳酸菌など
口内炎：ビタミンB群、ビタミンCなど
味覚障害：亜鉛など
口腔乾燥：アスタキサンチン、CoQ10など

個人の体質や生活習慣によって必要な栄養素が異なります。ファーストチョイスとして、全身の栄養を底上げする意味で、「マルチビタミン」をおすすめするとよいと思います。

Q.3 過剰摂取の心配は？

A. パッケージに記載されている1日の摂取量を守れば、過剰摂取になることはありません

水溶性ビタミンは過剰であれば尿から排泄されるため、心配はありませんが、脂溶性ビタミンは悪影響が出る場合もあります。厚生労働省は上限摂取量を設けているので、確認しておきましょう。サプリメントは、単一の栄養素を簡単に多量摂取できてしまいます。患者の普段の食事内容を検討し、何が不足しているのか見極めましょう。

Q.4 どこのメーカーの物を選べばよいの？

A. 医療機関専門のサプリメントメーカーのものが安心です（図1）

販売されているすべてのものが、安心で安全なものとはかぎりません。サプリメントは、その栄養素を飲みやすくしたり、保存しやすくしたりす

表❶　口腔内と関係の深い栄養素

ビタミンB群	炭水化物や脂肪を分解してエネルギーを取り出すのに必要な水溶性ビタミン。不足すると、疲れやすくなる、口内炎、口角炎、貧血などが起こる
ビタミンC	多くの野菜に含まれている水溶性のビタミン。活性酸素を除去して身体の酸化を防ぐ、皮膚や骨を丈夫にするタンパク質「コラーゲン」の合成を助ける、ストレスに適応するためのホルモン合成を助けるなどの働きがある。不足すると、風邪をひきやすくなる、傷の治りが遅くなる、歯肉出血などが起こる
亜鉛	遺伝子を働かせるために必要なミネラル。タンパク質やホルモンの合成など、新陳代謝にかかわります。そのため創傷の治癒には欠かせない。不足すると、味覚障害、皮膚炎、うつ病、ホルモンの合成低下などが起こる
CoQ10	細胞のエネルギーを作るのに欠かせない成分。強い抗酸化作用があり、唾液腺に働きかけドライマウスの予防改善に効果がある
アスタキサンチン	βカロチンなどと同じカロチノイドの1つ。強い抗酸化作用があり、疲労回復、眼精疲労の改善、ドライマウスの予防改善に効果がある
乳酸菌	発酵で乳酸を作る細菌の総称。整腸作用、免疫力の向上、アレルギー抑制などの効果がある。歯科では、口腔内や腸内の細菌バランスを保つ効果が期待できる

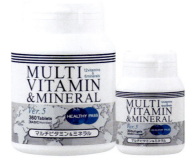

図❶　マルチビタミン＆ミネラル（ヘルシーパス）

るために、食品添加物が配合されています。パッケージに記載されている「原材料名」は、商品に含まれる原料が多い順に記載されているので、最初に食品添加物ばかりが書かれているものは避けましょう。

必要な添加物：結晶セルロース、ステアリン酸カルシウム、デキストリン、微粒酸ケイ素
あまり必要でない添加物：着色料、合成甘味料、発光剤、漂白剤、澱粉、グリセリン、香料

表❷　相互作用の例

抗うつ薬	セントジョーンズワートなど
ワルファリン（抗血栓薬・抗凝固薬）	セントジョーンズワート、ビタミンK、CoQ10、ビタミンCなど
Ca拮抗剤	グレープフルーツなど

Q.5　どうやってすすめたらよいの？

A.　院内にパンフレットを置いたり、ポスターを貼ったりし、患者にサプリメントを取り扱っていることを認知してもらいましょう

　サプリメントに否定的な方もいますから、無理にすすめるのではなく、「野菜なら○○」など、具体的に食品名で提案できるようにしましょう。

Q.6　妊婦や子どもにすすめてよいの？

A.　基本的には、食事からの栄養摂取です

　子ども向けのサプリメントも販売されていますが、安易に使わず、食事の栄養バランスを整えることが大切です。発育に気になる点があるようなら、まず医療機関への相談をすすめましょう。

　妊娠中は、葉酸の必要量が増加します。胎児の神経管閉鎖障害に対してリスクの低減が期待できるため、厚生労働省もサプリメントからの葉酸の摂取を推奨しています（食品からの摂取では、消化吸収の過程でさまざまな影響を受け、生体利用率が50％以下になるため）。

Q.7　どんなことに気をつけたらよいの？

A.　患者のアレルギーや既往歴・服用中の薬に注意しましょう

　機能成分によって薬の効果を強めてしまったり弱めてしまったりするものがあります（相互作用：表2）。アレルギーがある方は、機能成分によって重篤なショックを起こすことがあります。パッケージには義務表示品目が記載されていますから、必ず確認しましょう。

義務表示品目（7品目）：卵、乳、小麦、エビ、カニ、そば、落花生

　口腔内だけではなく、全身の状態にも気を配れる歯科衛生士になりましょう！　　　　［山本］

【参考文献】
1）一般社団法人日本健康食品・サプリメント情報センター，安西恵子：健康食品・サプリメントと医薬品との相互作用早引き辞典．同文書院，東京，2015．

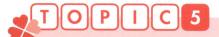

QOD（Quality of Death）
死因から紐解く健康寿命延伸のコツ

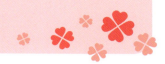

予防の最終ステージ、円満な死のための QOD とは[1]

　第一生命経済研究所 ライフデザイン研究本部では、毎月、興味深いレポートを発信しています。そのなかでも、筆者はとくに QOD（Quality of Death）という語句を用いた文章に興味を惹かれました。ライフステージに沿った予防は、幼児期・学齢期・成人期・高齢期にわたりますが、最後に行きつくのは、円満な死を迎えることではないでしょうか。本項では、"どう逝くか" について言及します。

大量死の時代がやってくる !?

　超高齢社会を迎えたわが国では、1990年以降、年間死亡者が増加しています。この先も死亡者数は増加の一途を辿り、国立社会保障・人口問題研究所の2012年推計では、2040年には年間死亡者数は約167万人になるといわれています。1900年以降、わが国で年間死亡者が150万人を超えたことは一度もなく、いまだかつてない大量死の時代がやってくると予想されています。平成25年度国民医療費の概況（厚生労働省）によれば、2013年度の国民医療費は、初めて40兆円を超えました。なかでも、75歳以上の高齢者の医療費が全体の35.2％を占めており、後期高齢者の増加に伴い、その割合は増加傾向にあるそうです。

　このような状況を鑑み、2013年に政府の社会保障制度改革国民会議の報告書では、医療・介護分野の改革の1つに「そのときが来たら、より納得し満足のできる最期を迎えることのできるように支援すること。すなわち死すべき運命にある人間の尊厳ある死を視野に入れた QOD を高める医療」のあり方を考えていく必要性を掲げています。

QOD とは何か

　欧米では、約20年前から、患者にとって望ましい死とは何かが議論され、緩和ケアのあり方が検討されています。米国医学研究所の終末期ケアに関する医療委員会は、QOD を「患者や家族の希望にかない、臨床的、文化的、倫理的基準に合致した方法で、患者、家族、および介護者が悩みや苦しみから解放されるような死」と定義しています。

　2015年、イギリスの経済誌「エコノミスト」の調査部門である Economist Intelligence Unit によれば、世界で QOD が最も高い国はイギリスでした。ちなみにわが国は、前回調査（2010年）の23位から大きく躍進し、今回調査では14位に

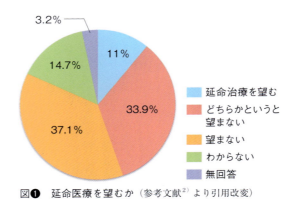

図❶ 延命医療を望むか（参考文献[2]より引用改変）

上がりました。イギリスは、ケアの質・医療・介護職の豊富さ・患者の費用負担などの領域において高得点を獲得しました。その背景には、以下のような地域社会のなかで、緩和ケアが根づいていることがうかがえます。

- 国民保健サービスに、緩和ケアが組み込まれている
- 緩和ケアが国家戦略として位置づけられている
- ホスピス運動が活発である
- 慈善団体が緩和ケアの大部分を担っている
- 患者の費用負担が少ない
- 地域に家庭医・訪問看護師・がん専門看護師・保健師がおり、夜間帯のケア専門の看護師などと連携している

緩和ケアとQOD

緩和ケアとは、「重い病気を抱える患者やその家族一人ひとりの身体や心のさまざまなつらさをやわらげ、より豊かな人生を送ることができるように支えていくケア」と定義されています（2013年日本緩和医療学会）。緩和ケアの質とQODの高さは、必ずしも一致しませんが、患者が残された時間を精一杯生きるためには、心身のつらさの軽減が不可欠であることから、緩和ケアの質がQODを測る指標の1つとなるそうです。

どう生き、どう逝きたいか

2016年、ある企業広告が大きな話題となりました。樹木希林さんによる「死ぬときぐらい、好きにさせてよ」のキャッチフレーズです。この広告では、「人は必ず死ぬというのに、長生きを叶える技術ばかりが進化して、なんとまあ死ににくい時代になったことでしょう」と続きます。実際、2008年、厚生労働省が行った「終末期医療に関

する調査」でも、興味深いデータが示されています（図1）。これによると、約7割の方が延命治療を望んでいません。

わが国では、終末期の患者に対する延命治療の中止についての法制整備がなされていません。しかし、法整備がされ、緩和ケアの質が向上したとしても、患者本人がどこでどのように死を迎えたいのか、残された時間をどう過ごしたいのかなどの意思を明確にしなければ、医療者や周囲の人々は、患者のQODに寄り添うことができません。若い方は、ピンとこないと思いますが、元気なうちから家族や周囲の人々と、終末期医療のあり方の選択や自分の意思を話し合っておく必要があります。

限られた生をどう全うするか。"死ぬときぐらいは好きにしたい"の環境整備には、どのような生き方をし、どのような最期を迎えたいのかという本人の意思があることが大前提となります。QODは、生活の質を意味するQOL（Quality of Life）と対極のものではなく、私たちがどう生き、どう逝きたいかを考える必要性を求められています。

昨今、歯科医療が健康寿命の延伸に寄与することは、周知されてきました。日本人の4大死因（悪性新生物・心疾患・肺炎・脳血管疾患）の予防です。"好きに死にたい、私らしく死にたい"の前提に、口腔衛生とケアの必要性を説かなければなりません。

ライフステージに沿ったこれからの予防の流れに、QODを説くのは、重い感じがするかもしれません。しかし筆者は、改めて、歯科医療の崇高性を思いました。　　　　　　　　　　　［深川］

【参考文献】
1）小谷みどり：「どう逝くか」を考える時代．Watching（2016年5月7日），第一生命経済研究所．http://group.dai-ichi-life.co.jp/dlri/pdf/ldi/2016/wt1605.pdf
2）厚生労働省：2008年 終末期医療に関する調査．http://www.mhlw.go.jp/shingi/2008/10/dl/s1027-12e.pdf

TOPIC 6
受付業務から見えたこと

　現在、筆者は歯科助手のスタッフと一緒に、受付業務の仕事も行っています。主に予約管理の仕事やレセプト業務、自由診療の提案や確認などを担当しています。

　歯科衛生士の業務をしながら、受付業務も兼任することは、いろいろとたいへんな部分も多くあります。初めのころは、できれば歯科衛生士業務に集中したいと思った時期もありました。その後、医療事務（歯科）やクリニカルコーディネーターの資格を取得し、スキルアップして余裕が出てくると、受付や待合室にいるからこそ見えてくる、患者の本音や情報があることに気がつきました。

受付・待合室での患者の声

● 歯科衛生士のチェアータイムに対する患者の満足度には、大きな差がある

Aさん「時間をかけてもらった。今日は、とても丁寧によくやってもらえて満足」

　とくに女性の患者からよく聞かれる声で、時に、ベテラン歯科衛生士が業務に入るより、新人歯科衛生士が時間をかけて口腔内を触っているほうが、喜ばれることがあります。

Bさん「歯石取りって、結構時間がかかるのですね。ヤニはどうせまたつくから……」

　これは、男性の患者から聞かれた声です。患者の口腔内に歯石やステインを見つけると、歯科衛生士は、「きれいにしたい」、「白い歯にしてあげたい」という欲求にかられます。担当した歯科衛生士は、時間をかけて、一所懸命に患者のためにと思い、歯のクリーニングをしました。しかし、それが患者に「歯石は時間のあるときにしか取りに行けない」と思わせてしまったとしたら、悲しいことです。

● スケーリング時の痛み

Cさん「今日は痛くて、疲れた……」

　待合室で、先に診療が終わって待っている奥様に、Cさんが漏らした声です。担当した歯科衛生士に伝えたところ、「『痛かったら、左手を上げてくださいね』と声がけをしたし、痛そうにされている様子はまったくわからなかった」と驚いていました。Cさんは全身疾患もある男性で、かなり我慢されてしまったのかもしれません。患者の疼痛閾値はさまざまです。このような声を大切に、次の歯科衛生士業務に生かしています。

● 歯周病悪化の原因が判明した瞬間

Dさん「待ち時間に考えていてふと思いついたのですが、旦那の勤務時間が変わったことと関係ありますか？」

これは30代の女性患者の声です。診療室で思い当たらなかったことが、次回の予約を相談している際に、ふと思いつかれたようです。歯周病は生活習慣病です。この声をきっかけに、改善点をアドバイスすることができました。

予約管理

受付業務といえば、予約管理が大きな仕事です。受付業務のなかで患者からのクレームとなりやすい事柄から、患者満足度を考えてみます。

● 「予約したのに待たされる。次の予定に遅れる」

メインテナンスや痛みのない患者の場合、待たせる機会や時間が増すほど、来院の中断やキャンセルの増加に繋がる可能性が高まります。患者の来院中断やキャンセル率の増加は、歯科医院経営にも悪影響を及ぼします。また、メインテナンスの継続中断や治療の中断は、何より患者の口腔衛生を守るという点において、不利益です。

● 「電話した日に診てほしかったのに断られた」

電話応対は、対面応対よりもさらに気を遣います。患者の「今日診てほしい」には、心配であることも多いので、「断られた」と患者が感じないような対応や会話力が大切です。

● 「まだ、入れ歯はでき上がらないのですか？週末までに、間に合わせてもらえませんか？」

治療回数を気にしている患者が多いと感じます。概算と前置きしたうえで、事前に治療回数を伝えておくと、患者からも、イベント前までに治したいなどの要望が出てきます。それを歯科医師に伝

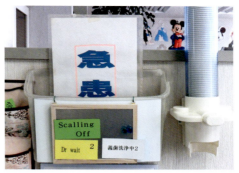

図❶　スタッフが相互に一目で状況がわかる工夫

えて、意向になるべく沿えるようにすることで、患者満足度が向上すると思います。

時間の観念をもつ

毎日、忙しくしていると、患者を待たせることに、鈍感になりがちです。患者の時間を大切にするためには、スタッフ全員のチームワークが必要不可欠です。当院では時々ミーティングの議題にして、確認しています。図1は、診療室内の能率を上げるための工夫です。診療室内で働くスタッフが、相互に一目で状況を把握できるようになりました。

患者がふともらした声をスタッフ間で共有できると、患者満足度は高くなると思います。診療室での歯科衛生士業務中だけではなく、患者が歯科医院の玄関を入ってから出るまで、今後も患者の様子や声を大切にしていきたいです。　　　[塩浜]

TOPIC 7
ベテランになって思うリコール継続の大切さ

筆者は歯科衛生士になって31年目になり、現在、個人開業の一般歯科医院に勤務しています。オープニングスタッフとして勤務し始めてから、今年で23年目になります。長期に患者とかかわるなかで、歯磨きが苦手だった方でも、5年、10年、20年とメインテナンスに通ううちに、上手になっていくことを実感しています。そして、そのような方は、歯がしっかり守られています。

一方、歯磨きが上手で、リスクも低いと感じていた患者でも、環境・体調・心の変化で、悪化するときがあります。私たち歯科衛生士がそのタイミングを見逃さずに、早めに気がついてケアしていくことで、歯は守られていきます。

会話・コミュニケーションの大切さ
（できない、わからないと言ってもらえる関係）

リコールの継続には、患者との信頼関係が大切です。信頼関係を築くための基盤となるのは、患者との会話です。当院では、そのきっかけとなるものを、院内に準備しています。チェアーの正面にポスター（図1）、季節の飾り（図2）、ソーラーで動くおもちゃ（図3）などです。

何気ない会話ができるような関係になっていると、患者は正直に話してくれるようになります。こちらに言いにくい話や、何度もTBIで説明した内容でも、「できない」、「わからない」と正直に言ってもらえると、歯を守るための対策を一緒に考えることができると感じています。

伝えることの大切さと継続のヒント

「軽度（中等度）の歯周病に罹患しています」

自分が歯周病に罹患していることに気づいていない患者も多くいます。罹患していることを伝えて、自らの意思で「病を治したい」と思い、「どうしたらよいでしょう？」と質問が返ってきたときが、治療のスタートです。そのタイミングまで、施術とともに根気よく説明を繰り返します。

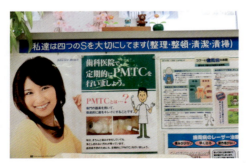

図❶　チェアーに座った患者からの視界。待ち時間に目にした掲示物が会話のきっかけになることもある

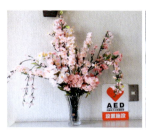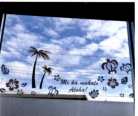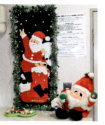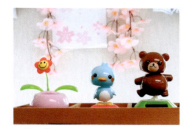

図❷　左から4月、8月、12月の飾り。毎月、年中行事などの季節感を取り入れ、主に女性患者から好評を得ている

図❸　「これ、何で動いているの？」と、小児や男性患者が興味津々

「何でもないときに来ることが大事ですよ」

　これは、当院の院長がよく患者に話している言葉です。加齢により、歯を失うことが当たり前なのではなく、歯を守る方法があることを伝えています。

「最近、健康診断を受けていますか？」

　長期間担当している患者で、口腔衛生状態はよいのに、歯肉の状態が急に悪化された方が2人いました。1人は早期の癌で、もう1人は糖尿病を発症していました。両者とも筆者との会話が気になって医科を受診し、それぞれ上記のような診断を受けました。適切な加療により、病状は安定していて、現在も元気にリコールで来院しています。

「揺れていた歯が、しっかりしてきましたね」

　リコールの継続で成果が出たかどうかを、患者と一緒に確認します。患者に初診のころの口腔内の状態を思い出してもらい、歯が残っているいまを一緒に喜んでいます。

「先日、知覚過敏のセミナーに参加してきました」

　筆者は、定期的にセミナーや勉強会に参加しています。そこで得た情報は、患者へと還元しています。こうした積み重ねは、長期のリコール患者との関係がマンネリ化しない一助にもなるため、努力の継続は大切だと思います。

「やっと娘と同じくらいの歯の白さになったよ」

　リコールに来院される理由は、患者によって本当にさまざまです。個々の患者のニーズを正確に把握することも、長期の来院に繋がることだと思います。

ベテラン歯科衛生士への道

　筆者は患者を知ること（性別、年齢、口腔内への関心の程度、生活環境など）を大切にしています。診る対象は口腔内だけではなく、患者の全身の健康なのだと思います。長期にわたる患者とのかかわりが、筆者のやりがいになっています。今後も、患者に寄り添い、いろいろなアドバイスができる歯科衛生士でいたいと思います。

［塩浜］

TOPIC 8
歯科衛生士へのエール

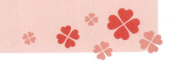

「歯科衛生士になったきっかけは何ですか？」
　筆者は、歯科衛生士の勉強会などで、必ずこう問いかけることにしています。
「人のために役立つ仕事に就きたかった」
「子どものころに出会った歯科衛生士に憧れて」
　……こんなエピソードが多く出てきます。ほとんどがそうだといってもよいくらいです。あるときから、こんなふうに思うようになりました。
　"これってもしかしたら、用意された教科書的な答えなのかもしれない。もっと本音を話してもらいたい"
　そこで、筆者は彼女たちに問いかける前に、自分の話をするようになりました。

大切なのは、これから努力をすること

　筆者が学校に通っていたのは、いまから30年以上も前の話です。
　両親、とくに母親は、娘に学校の先生になってほしいと考えていました。高校生であった筆者は、それにとても反発していました。手に職をつけたいとは考えていましたが、親の望むように動きたくはありませんでした。親を説得できそうな進学先を、自分の学力と相談しつつ探していたときに、たまたま歯科衛生士という存在を知りました。

　こんな経緯、つまり"親の決めた進路に反発して行先を決めた"というものでしたから、歯科衛生士の具体的な仕事なんて、本当に何も知りませんでした。
　自分の話をするようになってからは、いままでと違う答えが返ってくるようになりました。
「本当は看護師になりたかったのだけれど、入試で落ちてしまって……」
「勉強は苦手だが、就職するのも嫌だった」
「何でもいいから、とにかく地元から出たかった」
　そして、口を揃えてこう話してくれるのです。
「何となく歯科衛生士になったので……。私なんかがこの仕事していてよいのかしらと思って、落ち込んだりします」
　最初から高い志をもった若い人が増えてくれたらうれしいとは思っていますが、別にそうでなくてもいいじゃないですか。筆者はそう考えていますし、彼女たちにもそう伝えます。途中でリタイアせずにいまここにいるのだから、それでいいじゃない、大切なのはこの先よ、と。
　筆者自身も、途中何度も辞めたいと考えたことがあります。仕事の形態も、正社員からパート、フリーランスと、どんどん変化していきました。結婚や出産・子育て、離婚に再婚に介護と、人生

の波もそれなりに。自分の思うように仕事も勉強もできず、焦った時期もありました。

いまは、「それはそれで、アリだよね」とに考えています。なぜなら、歯科衛生士という仕事は、人生で起こったすべての経験を仕事にフィードバックできると思っているからです。人の数だけそれぞれの人生があり、「自分なりの歯科衛生士」として生きていくしかありません。誰かと比べて焦っても、あまり意味はないのです。大切なのは、自分なりに前を向いて進もうと努力をすることです。

「歯科衛生士の時代」の実現

どんな形で仕事とかかわっていても、悩みがなくなるわけではありません。バリバリと仕事に邁進している先輩や後輩からも、相談を受けることがあります。

「ほとんど成人しか診ない。小児や高齢者のことがわからなさすぎて不安」

「ずっと同じ医院で20年。井の中の蛙でよいのだろうか」

「矯正のことなら自信はある。でもPのことはちょっと不安」

前に進もうとすればするほど、悩みは尽きないものです。

歯科衛生士の仕事の範囲は多岐にわたっています。これから先、もっともっと業務範囲は広がっていくでしょう。待っているだけではなく、私たちが広げていくのです。

学生のころ、「これからは歯科衛生士の時代」と言われていたことを懐かしく思い出します。あれからずいぶん年月が経ちました。望んでいた未来にはまだ辿り着けていないけれど、これからの未来は、きっとみんなで作っていけるのではないか、そんなふうに考えています。

自分らしく、イキイキと

私たち歯科衛生士は、ほとんどがコンパクトな人間関係のなかで仕事をしています。閉塞感でいっぱいになることも多いかもしれません。でも、全国には多くの仲間がいます。自分から行動すれば、必ず世界は開けていきます。筆者が若いときにはまだまだ少なかった40代、50代以上の現役歯科衛生士も増えています。SNSの広がりとともに、自分で行動しようと思えば、それができる時代になりました。

いろいろな患者がいるように、いろいろな歯科衛生士が自分らしくイキイキと、仕事と人生を積み重ねていけるようになることが、最も大切だと思うのです。自己犠牲や自身をすり減らすスタイルでの仕事は長続きしません。自分がメンタルの面でも健康であることは、職務を全うするうえで非常に重要です。

全国にさまざまな年代の、いろいろな働き方をチョイスした、各々の専門に特化した歯科衛生士がいて、そしてそれぞれが得意な分野を活かせるフィールドがある、というのが理想です。

歯科衛生士の時代を作っていくのは、私たち自身です。胸を張って、前に進みましょう。［杉元］

TOPIC 9
これからの歯科衛生士に必要な学び

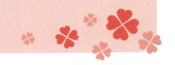

　これからの歯科衛生士には、「会いたくなる存在になる」ことが必要です。私たちは、専門知識や技術を学び続けることは当たり前であり、加えて人間性を磨き続け、歯科以外の知識も増やしていかなければなりません。

　昨今、口腔の健康を担う歯科衛生士の存在に大きな期待が集まり、多職種からも口腔の専門家として存分に力を発揮することが求められています。いままで以上に多くの方と接する機会が増える歯科衛生士には、コミュニケーション力をはじめとする人との上手なかかわり方を身につけなければ、専門知識が豊富で技術があっても、受け入れてはもらえません。

　みなさんが歯科衛生士として仕事している現場は、一般開業歯科医院、病院歯科、矯正歯科、企業など、多種多様です。それぞれの現場では、仕事内容が違えば、スタッフの年齢もパーソナリティもさまざまです。自分のいる現場で、誰にも負けない知識と技術力をもって本物の医療サービスを提供するためには、前述のような上手なかかわり方とともに、周りの方々や患者が「あなたに会えてよかった」と感じられるような存在価値を示すことも大切です。

知識欲が存在価値を高めるはじめの一歩

　では、あなたの存在価値を示すには、どんなことが必要なのでしょうか。まずは、自己研鑽を欠かさない、日々努力し続ける姿勢がなければなりません。人間としての幅を広げるために、多方面の知識を身につけることを意識して、自分磨きを続けましょう。そして、憧れの先輩歯科衛生士に一歩でも近づけるように、技術を真似することも大事です。手先の技術だけではなく、どのようにして患者と強い信頼関係を構築しているのか、自分とは何が違うのかなども意識して、先輩の言動を注意深く観察してみましょう。きっとその先輩は、患者一人ひとりのことをたくさん知っていて、患者の個人的なことなどを含めて多くの話題に事欠かず、その内容に共感し合える関係を作り上げていると思います。

　憧れの先輩を見つけることで、目標を明確にすることも大切です。つまり、先輩を観察して自分には何が不足しているのかに気づき、それを身につけるためにはどんなことを見習う必要があるかをあきらかにして、行動に移すのです。このような目標が明確になれば、知識への貪欲さが出てきます。日進月歩の医療知識を得るためには、この

ような貪欲さをもって、絶えず努力し続けなければなりません。

未知なる世界へ飛び込む勇気が自分を高め、人生をより豊かにする

　学びを続けるためには、そのような場への参加が必要です。筆者は、「深川塾」というスタディグループへ参加したことで、多くの学びを得ました。知らない場へ勇気をもって飛び込んだことで、学問だけではなく、多くの先輩に出会え、そして自分と向き合う機会も得ました。おかげで、自分は何ができるかを確信できて自信がつき、また背中を押してくれる仲間もできました。

　学び続けると、次第に後輩を牽引する立場になります。また、多くの人と情報を共有するために、発信する力もつきました。そして、臨床現場に必要な気持ちを伝えるという技術も自然と身につきました。たとえ目標の全体像が見えていなくても、勇気をもって踏み出す第一歩がいかに重要かを、身をもって知りました。筆者は、未知なる世界へ踏み出す経験が自分を高め、人生をよりよいものへと変えてくれることを実感しました。

　「あなたに会ってよかった。また会いたい」と思われるような魅力的な人間になるためには、歯科関係以外の方と多く接することが近道です。

　たとえば旅行などの趣味を見つけ、日本中の景色を見て回ることもよいでしょう。サークルに入ったり、ボランティア活動をしたり、料理教室に通ったりなど、多くの人との出会いを求め、外に飛び出して見聞を深めることが大事です。学びは、机上の学問だけではありません。さまざまな人と多く接すると、人生がより豊かになります。自己の成長の可能性に気づき、自然とコミュニケーション力が身につきます。

　何より、多くの仲間と学んだほうが身につくのは早いです。学問は、真似することから学びへと変化していきます。自分のいまを知ることも学びに繋がり、そこから目標が決まります。まだまだ足りない自分に気づきますし、勉強の深さを認識できることでしょう。また、多くの考え方に触れる機会があると、多様なパーソナリティをもつ患者にも対応できる自信がつきます。

　歯科衛生士は人と接する職業です。相手の気持ちを汲み取る力や、察知する能力が求められます。共感を求めたり、気持ちが沈んでいたり、健康だった方が一転して大病を患い、あまりの変化にどのように接すればよいのか、悩むこともあります。そんなとき、自分だったら……と自身に置き換えて考えてみると、きっと相手に寄り添ったヒントが必ずみつかります。

　これからの時代、医療人としても人としても研鑽を積み、患者の気持ちに寄り添える歯科衛生士が求められると思います。

［田上］

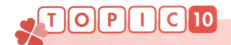

一生涯輝き続ける歯科衛生士の育成

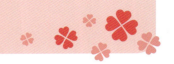

国民のニーズの多様化

　平成22年、すべての歯科衛生士養成機関の修業年限が3年制以上になりました。その背景には、歯科医療に対する国民のニーズが多様化したことが挙げられます。超高齢社会に突入したわが国では、介護や口腔機能のトラブル対応、ライフステージを通した健康づくりの推進、有病高齢者への対応、口腔と全身の関係を考えた多職種との連携など、あらゆることを担える歯科衛生士が求められるようになりました。したがって、そのようなニーズに合わせて、歯科衛生士養成機関ではさまざまなカリキュラムが追加されたのです。

歯科衛生過程

　たとえば、歯科衛生士の養成教育を「歯科衛生学」として確立し、そのなかに「歯科衛生過程」が含まれました。
　歯科衛生過程とは、対象者の健康状態や状況を理解し、その人に合った介入方法を考え実践していく思考過程のことをいいます。ベテランの方には耳慣れない言葉かもしれませんが、現在の3年制教育を受けてきた歯科衛生士のほとんどが、この歯科衛生過程を学んできています。これをツールとすることにより、臨床経験が少ない歯科衛生士でも、適切に歯科衛生業務が展開できるようになります。情報を収集しては問題点がないかを考え、それが見つかったらまた考えて解決策を出し、介入したらまた考えて評価する、というように、「考える歯科衛生士」の指針となるわけです。学生のうちからこの方法を理解しておくと、歯科衛生業務を円滑に行うことができるようになります。
　歯科衛生過程を理解するために、グループワークを行う実習も増えました。まずは自ら考える、そして話し合い、いろいろな意見を出し合ってまとめ、問題解決をしていく、このような一連の作業を何度も行うことにより、知識の向上だけではなく、学生の科学的思考を養い、併せてコミュニケーションをとる練習にもなっています。

時代に合わせた実習や学習内容

　また、摂食・嚥下リハビリテーションや歯科訪問診療について学ぶ高齢者歯科学にも力を入れています。摂食嚥下のスクリーニングテストや嚥下訓練、口腔咽頭吸引、車椅子の取り扱いなどの実習が追加されています。超高齢社会に適応できる歯科衛生士になるために、必要な知識と技術を身につけています。

他にも、従来の内容にプラスされているものもあります。たとえば、医療倫理は昔から学んでいますが、近年ではSNSの問題が多く取り上げられています。スマートフォンが普及し、学生にとってSNSが生活の一部になっていますが、そこでのコメントに自分が責任を負わなければならないことを理解できていない学生もいます。医療人として自分の言動に責任がもてるよう、指導していくことも重要になっています。

相手の立場になって考える

時代が変わっても、歯科衛生士が本来学ぶべきことは変わらないと思います。筆者はいつも学生に、「相手の立場だったらどう思うかを考えて行動しよう」と伝えています。長い爪でスケーリングされたら患者はどう思うか、何も報告をしなかったら院長は困らないか、つまり「自分がやられて嫌なことはしない」ということです。また、配慮しながら施術をしてもらえたら患者はどう思うか、明るく挨拶して診療を開始できたら他のスタッフはどう感じるか、つまり「自分がしてもらえてうれしいことはする」ことも同様で、これらが根本だと考えています。

筆者自身も実習の教案を立てるとき、「自分が学生だったら？」と考えながら作成しています。学生に記述させるプリント類に自分で記入をしてみたり、実習の動きなどを実習室でイメージトレーニングをしたりしています。学生の立場になり、こちらが習得してほしい内容がどうすれば伝わりやすいかを考えます。これは、先輩歯科衛生士となり、後輩育成を行うときにもおすすめです。

「一生涯輝き続ける歯科衛生士」になるために

日々進化している歯科界において、常にアンテナを張りめぐらせ、新しい情報を収集し、学習していくことはとても大切です。学生のうちは学校から情報を与えられても、歯科衛生士になって現場に出ると、自分から動かないかぎり得ることができません。吸収する努力を怠らず、自分に刺激を与えることで、歯科衛生業務の楽しさややりがいを見出すことができると思います。

目標をもって歯科衛生業務を行うことも大切です。たとえば学校の実習でも、目標設定は重要です。それを事前に伝え、実習後に達成したかどうかの振り返りを行う小さなステップが、やがて大きな目標に繋がっていきます。歯科衛生士になってからも同じように目標を設定し、それがクリアになったことに喜びを感じ、充実した歯科衛生士業務を行うことが、一生涯輝き続ける歯科衛生士になるコツではないかと感じています。

筆者は毎年卒業生に贈る言葉として、「歯科衛生士を続けてください」とお話ししています。20代の歯科衛生士の役割と、40代のそれとは違います。その年代やキャリアに合った活躍の場があります。長く続けることによって、自分の引き出しも増えてきます。1人でも多くの歯科衛生士が長く活躍できるようにお祈り申し上げるとともに、筆者も日々精進したいと思います。　　　　[猪島]

おわりに

　ご通読いただき、誠にありがとうございました。
　本書は、私が主宰するスタディグループ「深川塾」から、16名のメンバーが代表して執筆しています。
　深川塾は、2008年にSNSのmixiで発足したコミュニティです。前身に「ベテラン歯科衛生士への道」（2006年発足）というコミュニティがありますが、ここは、歯科の最新情報を提供したり、メンバーからの質問や相談に答えたりする場でした。パソコンを介したものではなく、リアルな出会いの場として作られたのが深川塾です。
　深川塾では、年に2回勉強会を開き、主にメンバーが交替で講師を務めることが特長です。過去には、発表経験のない者が不慣れなパソコンを使ってプレゼンを作り、限られた時間のなかで自身の考えや臨床を披露するのです。この経験は、たいへん貴重です。彼女らは自信と知恵を身につけ、後に学会・講演会・デンタルショーなど、活躍のフィールドを広げています。
　さらなる貴重な機会は、月刊DHstyle（デンタルダイヤモンド社）への執筆です。同社編集部の方が、毎回深川塾に参加してくださり、多くのメンバーに執筆のチャンスを与えてくださっています。このようなご縁と、深川塾が2018年に10周年を迎えることもあり、このたびの書籍発刊に至りました。
　本書の選抜メンバーは、主に第一期生です。彼女らは、長期にわたり予防・臨床に従事しており、それぞれの得意分野を担当しています。その内容は、実践例をまとめた、臨床に役立つものとなっています。序章から多岐にわたるライフステージ別予防を切り口にまとめ、最後の4章では、私たちがお伝えしたいトピックをコラム形式でまとめています。

一般的に、多くの歯科専門書がう蝕・歯周病などを病因別に解説しているなかで、患者の生涯を通じて体系づけられたマニュアルのようなものは少ないと思われます。本書は、決して臨床経験の浅い方向けではなく、新人からベテランまで、または復職した（したい）歯科衛生士にも活用していただける１冊です。さまざまなステージの患者にかかわる歯科衛生士にとって、心強いものになるのではないでしょうか。

　歯科衛生士は、健康寿命の延伸に寄与する崇高な職種でありながら、残念なことに離職率の高さと人材不足が長きにわたっています。本書が、患者の生涯を支える歯科衛生士になるため、かつ生涯現役の歯科衛生士であるための１冊になれば幸いです。

　最後に。

　メンバーが関係する院長先生、ならびにスタッフの皆様には、執筆に際して貴重な症例や資料などを提供いただき、ありがとうございました。内容の確認なども含め、皆様の協力なしには書籍発刊に至りませんでした。この場を借りて、お礼申し上げます。

　デンタルダイヤモンド社様には、一歯科衛生士としては、なかなか経験することができない、書籍発刊という貴重な機会を賜り、心から感謝申し上げます。

2017年9月

深川優子

Profile

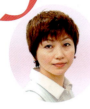

深川優子
第一生命㈱ 人事部 健康増進室 日比谷診療所

日本歯科衛生短期大学（現・神奈川歯科大学短期大学部）保健科 卒業
日本歯科衛生士会認定歯科衛生士
日本医療機器学会第2種滅菌技士
産業歯科保健研究会 会長　深川塾 主宰
【著書】『チームで取り組む象牙質知覚過敏症』（クインテッセンス出版）他

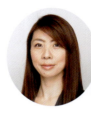

中田理恵
神奈川県・医療法人明仁会 松原歯科クリニック

関東歯科衛生士専門学校 卒業
日本歯周病学会認定歯科衛生士
日本顎咬合学会認定歯科衛生士
日本医療機器学会第2種滅菌技士
【執筆】「学生＆新人DH応援企画 現場デビューの クエスチョン＆アドバイス」（DHstyle2017年3・6・9月号）他

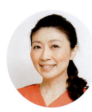

青木 薫
フリーランス歯科衛生士

新東京歯科衛生士学校 卒業
日本歯周病学会認定歯科衛生士
日本医療機器学会第2種滅菌技士
新東京歯科衛生士学校非常勤講師
岡山高等歯科衛生専門学院非常勤講師
【著書】『教えて先輩！ ハイジニストワークお悩み相談室へようこそ』（デンタルダイヤモンド社）他

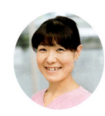

渋川理絵
神奈川県・医療法人健成会 堀元歯科医院

新東京歯科衛生士学校 卒業
日本歯周病学会認定歯科衛生士
ナードアロマテラピー協会アロマアドバイザー
【執筆】「世代の違う後輩への指導は"DHアプリ"交換のチャンス！」（DHstyle2015年6月号）他

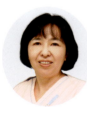

石川晴美
埼玉県・石川歯科クリニック

東京歯科衛生専門学校 卒業
武蔵野女子（現 武蔵野）大学英文科 卒業
日本アロマ環境協会アロマテラピー検定1級
西東京市しゃきしゃき体操推進リーダー
図書館司書（読み聞かせの会所属）
東京都歯科衛生士会 会員
新座市他職種連携協議会 会員

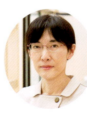

奥山洋実
東京都・おがわ歯科

太陽歯科衛生士専門学校 卒業
田中歯科クリニック（埼玉県川口市）、日吉歯科診療所（山形県酒田市）などの開業医を経て、現在おがわ歯科勤務
【執筆】「知識と技術と魂のリレー 本気の新人＆後輩教育」（DHstyle2017年4月号特集）他

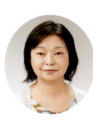

福島陽子
明治安田生命健康保険組合 東陽町診療所

日本歯科大学東京短期大学 卒業
東京都歯科衛生士会 会員
産業歯科保健研究会 会員
Dutch Flower Arrangements Certificate

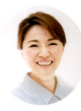

山本典子
東京都・銀座セントレ歯科

山水歯科衛生士専門学校 卒業
日本抗加齢医学会認定指導士
日本アンチエイジング歯科学会認定歯科衛生士
【執筆】「いまそこにある Tooth Wear」（DHstyle2017年5月号特集）
「いつでも100％パフォーマンス講座」（DHstyle2015〜2016年連載）他

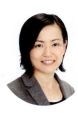
小原由紀
東京医科歯科大学口腔健康教育学分野

東京医科歯科大学歯学部附属歯科衛生士学校 卒業、同大大学院博士課程 修了
日本歯科衛生士会認定歯科衛生士（老年歯科）
【著書】『実践！オーラルフレイル対応マニュアル（分担）』（東京都福祉保健財団）、『歯科衛生士のための口腔機能管理マニュアル（分担）』（医歯薬出版）他

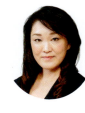
松下加奈枝
フリーランス歯科衛生士／㈱Himmel

新横浜歯科衛生士専門学校 卒業
日本医療機器学会第2種滅菌技士
日本歯周病学会 会員
日本摂食嚥下リハビリテーション学会 会員
【執筆】「生涯メインテナンス」（DHstyle 2016年6月号）

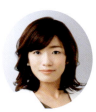
森田久美子
愛媛県・森田デンタルクリニック

太陽歯科衛生士専門学校 卒業
日本歯周病学会認定歯科衛生士
日本摂食嚥下リハビリテーション学会認定士
日本医療機器学会第2種滅菌技士
PASSION 専属講師
日本臨床歯周病学会 会員

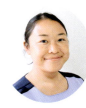
水野明日香
神奈川県・藤沢デンタルクリニック

鶴見大学短期大学部歯科衛生士科 卒業
一般開業医、ホワイトニング専門歯科医院、新規開業歯科医院などを経て、現在に至る

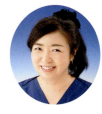
塩浜有加
埼玉県・はま歯科医院

千葉県立衛生短期大学（現・千葉県立保健医療大学）歯科衛生学科 卒業
クリニカルコーディネーター
健康管理士一般指導員
文部科学省後援健康管理能力検定1級
歯科医療事務職2級

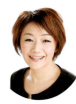
杉元信代
㈱Himmel

兵庫県立総合衛生学院歯科衛生士学科 卒業
【著書】『歯科医院ではたらくスタッフのためのお仕事マナー講座』『歯科医院ではたらくスタッフのための"はじめて教える"講座』『歯科医院ではたらく若手ドクターのためのチームデビュー講座』（いずれもデンタルダイヤモンド社）他

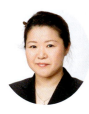
田上めぐみ
㈱Himmel 代表取締役社長

関西歯科衛生士専門学校 卒業
日本医療機器学会第2種滅菌技士
日本臨床歯周病学会 会員
2006年10月、㈱Himmel 起業
【著書】『歯科医院の整理・整頓・清掃マニュアル』『これで万全！ 歯科医院の受付・事務マニュアル』（いずれもクインテッセンス出版）他

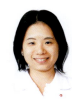
猪島恵美子
早稲田医学院歯科衛生士専門学校

早稲田医学院歯科衛生士専門学校 卒業
全国歯科衛生士教育協議会専任教員認定歯科衛生士
日本歯科衛生教育学会 会員
日本歯科衛生学会 会員
【執筆】「DHの好感度向上カリキュラム 身だしなみから医院の空間作りまで」（DHstyle2012年連載）、他

ライフステージに沿ったこれからの予防 実践book

発行日	2017年10月1日　第1版第1刷
監著者	深川優子
発行人	濵野 優
発行所	株式会社デンタルダイヤモンド社
	〒113-0033 東京都文京区本郷 3-2-15 新興ビル
	電話 = 03-6801-5810 (代)
	https://www.dental-diamond.co.jp/
	振替口座 = 00160-3-10768
印刷所	能登印刷株式会社

ⓒ Yuko FUKAGAWA, 2017

落丁、乱丁本はお取り替えいたします

●本書の複製権・翻訳権・上映権・譲渡権・公衆送信権（送信可能化権を含む）は㈱デンタルダイヤモンド社が保有します。

● JCOPY 〈(社)出版者著作権管理機構 委託出版物〉

本書の無断複写は著作権法上での例外を除き禁じられています。複写される場合は、そのつど事前に(社)出版者著作権管理機構 (TEL:03-3513-6969、FAX:03-3513-6979、e-mail:info@jcopy.or.jp) の許諾を得てください。